AF452449

APHASIE

SYPHILITIQUE

Paris. — Imprimerie de E. MARTINET, rue Mignon. 2.

APHASIE

SYPHILITIQUE

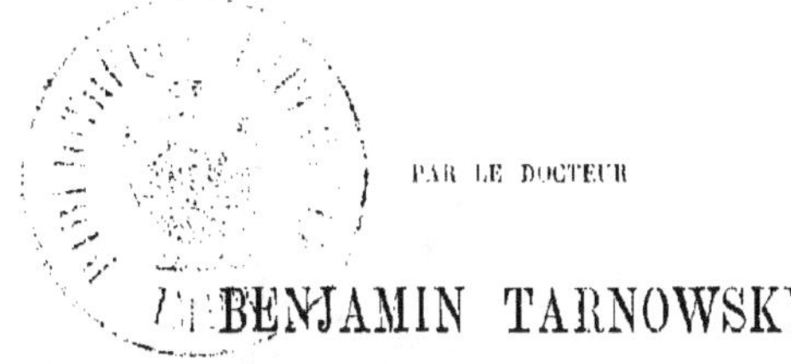

PAR LE DOCTEUR

BENJAMIN TARNOWSKY

Professeur à l'hôpital de Kalinkine (hôpital des Vénériens)
Agrégé à l'Académie impériale médico-chirurgicale de Saint-Pétersbourg

---

PARIS

ADRIEN DELAHAYE, LIBRAIRE-ÉDITEUR

PLACE DE L'ÉCOLE-DE-MÉDECINE

1870

RECHERCHES

SUR

L'APHASIE SYPHILITIQUE [1]

L'*aphasie*, selon le créateur de ce mot, M. Trousseau, est une affection nerveuse qui consiste dans la perte de la parole, soit particlle, soit totale, sans lésion des facultés intellectuelles, et indépendamment de la paralysie des muscles qui servent à l'articulation des mots. Quoique, d'après cette définition, il soit assez difficile de se faire une idée nette d'un malade dont les facultés intellectuelles, selon l'observation de Trousseau lui-même, sont toujours affaiblies, et qui dans la majorité des cas est sujet à l'hémiplégie droite, et par conséquent à celle des muscles concourant à l'articulation des mots, néanmoins le nom d'aphasie devient un terme consacré de préférence aux autres synonymes, tels que : *alalie, aphémie, amnésie*, etc., qui furent exclus des nombreux articles parus sur ce sujet dans le courant des deux dernières années.

Avant de disserter sur une maladie dont le symptôme principal consiste dans l'altération de la parole, il faudrait avoir préalablement étudié à fond les conditions physiologiques de la parole normale. Malheureusement nos connaissances de ces faits ne sont que

---

(1) Nous présentons ici un abrégé de deux articles du docteur Tarnowsky, publiés en russe dans la *Revue de médecine militaire*, en 1867 et 1868. Les ouvrages traitant le même sujet, qui ont paru en 1868 et 1869, ne purent donc être pris en considération dans cet extrait.

trop incomplètes. La formation de la voix humaine, le mécanisme des changements divers ayant lieu dans la partie supérieure du larynx, — organe qui sert à produire les articulations, — le diapason des tons des voyelles, les différents bruits qui forment les consonnes, etc.; tout cela est dûment expliqué par les physiologistes moyennant des observations directes.

Mais dès qu'il est question de la parole même, — phénomène que complique l'élément psychique et qui sert d'interprète à toute une série de représentations qui composent l'idée; — de la parole produite par le concours unanime de la raison, la volonté et la mémoire; les physiologistes nous font ordinairement défaut, en disant en termes généraux que ces faits se rapportent aux fonctions du cerveau. S'agit-il, d'un autre côté, de préciser les fonctions du cerveau, les physiologistes ont souvent recours à l'expression trop élastique d'activité psychique, en remettant ainsi aux psychologistes la tâche de répartir cette activité ignorée en éléments divers. Ces derniers discutant à leur tour sur l'activité psychique, la subdivisent arbitrairement et distinguent la raison, la mémoire, la volonté, etc., etc. En se renvoyant ainsi la balle, au lieu d'analyser un procès inconnu, on finit par expliquer la parole sous le point de vue philosophique en remontant aux lois générales de la création.

Sans nul doute, de cette manière, tous ces faits peuvent être expliqués plus ou moins ingénieusement; mais un praticien qui voudrait préciser les symptômes qui se manifestent chez un aphasique, et remonter à leur cause première, ne saura tirer de ces aperçus purement philosophiques qu'un résultat très-peu satisfaisant.

Par rapport à l'aphasie, c'est sans contredit aux Français qu'appartient la palme de la primauté. Ce sont eux qui ont le plus écrit sur ce sujet en tâchant de préciser les conditions de la parole normale, conditions qu'ils déduisent de leurs observations pathologiques.

Cependant, qu'en est-il advenu? Chaque observateur, aidé de sa théorie, explique d'une nouvelle manière les cas qu'il a observés, de sorte qu'il en est résulté presque autant de théories que d'observateurs, et qu'à l'heure qu'il est, on peut discuter sur l'aphasie, à volonté, d'après Broca, Bouillaud, Dax, etc.

J'ai groupé ici les opinions les plus saillantes qu'émettent les observateurs sur la nature de cette maladie si intéressante, en tâchant d'y appliquer ensuite les données exactes, mais malheureusement trop peu nombreuses que nous en offre la physiologie. Le but que je me suis tracé n'est rien moins que le désir de créer quelque nouvelle théorie sur l'aphasie. Je ne prétends, comme médecin spécialiste, que fixer l'attention de mes confrères sur quelques formes rares de cette maladie. Je veux parler ici de l'aphasie provenant d'affections syphilitiques du cerveau.

En analysant la parole, on est généralement convenu d'admettre que les éléments de cet acte compliqué comprennent les moments suivants : 1° la représentation d'une certaine tension ; 2° l'expression de la représentation donnée, au moyen de signes convenus ou de paroles ; autrement dit, la formation de la parole interne ; 3° le désir d'exprimer cette parole interne par des sons articulés ; c'est-à-dire une incitation motrice volontaire ; 4° la possibilité de transmettre ce désir aux centres coordinateurs des mouvements musculaires qui concourent à l'articulation des mots ; 5° l'intégrité de ces centres coordinateurs ; 6° enfin la contractilité normale des muscles nécessaires à l'articulation.

La pathologie nous offre un point d'appui, pour ce qui est de l'authenticité d'une semblable analyse de la parole. Ainsi chez les imbéciles et les crétins la parole s'altère gravement, ou bien disparaît complétement, faits qu'on attribue généralement à l'obscurité et à la lenteur des représentations mentales. Une succession trop rapide de représentations diverses, tout aussi bien qu'une tension trop concentrée ayant pour objet une seule et même représentation, entravent également la régularité de la parole. Comme exemple du premier cas, nous citerons un accès de fureur. Comme exemple du second, nous indiquerons l'extase.

S'agit-il d'un défaut de mémoire de mots, le malade ne pourra pas exprimer nettement la représentation voulue par des signes correspondant à la pensée. Il ne pourra prononcer que des mots ou des phrases entrecoupés, en omettant tantôt les verbes, tantôt les substantifs, tantôt les prépositions, etc.

Les annales de l'aphasie présentent à n'en pas douter les exemples les plus frappants de semblables pertes de la mémoire des mots.

Jusqu'à présent, les observateurs de l'aphasie ne trouvaient dans la majorité des cas que la perte de la mémoire des mots. Ce n'est qu'en admettant l'identité de l'aphasie et de la perte de la mémoire des mots que la belle comparaison de Trousseau devient compréhensible : « Le cerveau de l'enfant, c'est la terre sur laquelle la charrue ne trace pas vainement son sillon fertilisateur ; le cerveau de l'aphasique, c'est la mer où la proue du navire ne peut pas laisser sa trace (1). »

Partant de là, et contrairement à Trousseau, inventeur du mot « aphasie », M. Piorry, partisan de l'étymologie grecque, proposa de remplacer ce mot par celui de « amnémonomie » comme désignant en grec précisément la perte de la mémoire des mots.

De même Gardner (2) hésite beaucoup à admettre qu'il puisse exister des cas d'aphasie, où l'irrégularité de la parole provienne, non de la perte de la mémoire des mots, mais de l'altération de quelques autres conditions de la parole.

Quant à M. Bouillaud, il crut avoir trouvé, d'après les indications du trop célèbre docteur Gall, l'endroit précis où résidait l'organe législateur de la parole articulée, savoir dans les lobes antérieurs du cerveau.

Dax alla plus loin encore en affirmant, d'après cent quarante observations, que la fonction de cette mémoire spéciale n'appartient qu'aux lobes antérieurs de l'hémisphère gauche.

Broca, ayant fait l'autopsie de deux aphasiques, crut découvrir même, que ce ne sont pas les lobes antérieurs de l'hémisphère gauche qui sont indispensables à la parole, mais exclusivement la troisième circonvolution du lobe frontal gauche.

M. Baillarger ajouta, de son côté, qu'il n'y avait même pas lieu de s'étonner de cette découverte, puisque tout le monde savait que les hommes de tous les siècles et de tous les pays naissaient généralement droitiers. Il cite, en outre, les recherches de Gratiolet qui tendent à prouver que les deux hémisphères du cerveau ne se développent pas d'une manière parfaitement symétrique, et que les plis frontaux se forment avant dans la partie gauche que dans la droite, le contraire ayant lieu par rapport aux plis des lobes sphénoïdaux et occipitaux.

(1) *Bulletins de l'Académie de médecine*, 1865.
(2) *Archives générales de médecine*, 1866.

Rodolfo Rudolfi, de Brescia (1), plus fin que les autres, sut tirer de ces données précises, par rapport au foyer de l'aphasie, une conclusion très-efficace pour son malade; il n'eut qu'à lui poser quelques sangsues à plusieurs reprises sur l'arc sus-orbital gauche pour le guérir complétement, à ce qu'il prétend, d'une aphasie très-prononcée.

Mais, outre cela, il est de toute évidence, que lorsqu'un individu perd la faculté de *vouloir* parler, il ne peut plus être question de langage soumis à la volonté? En admettant que l'*abulie* existe, il s'ensuiverait incontestablement qu'il existe une aphasie abulistique. De sorte que des six conditions de la parole, que je me suis permis d'émettre plus haut, la troisième serait prouvée.

D'ailleurs, je pourrai citer plusieurs cas pathologiques qui confirment ce fait.

Tous ceux qui ont observé des personnes atteintes de maladies dites psychiques, tombent d'accord qu'il arrive souvent que le malade, sans être muet, reste pendant des jours, des mois et des années, sans prononcer une seule parole. Ce fait n'est pas expliqué par une absence de volonté (Griesinger), mais bien au contraire par une volonté maladive et anormale, qui condamne le malade au mutisme le plus complet.

Or, en laissant à la volonté toute son intégrité morale, il est, toutefois, indispensable d'admettre des voies matérielles qui puissent transmettre l'incitation de la volonté aux centres coordinateurs des mouvements musculaires nécessaires à l'articulation des mots. Ces voies une fois altérées, la volonté aurait beau subsister, la parole volontaire n'en sera pas moins impossible.

C'est à ce point de vue que M. Parchappe analyse le moment indispensable à la parole, lorsque la parole interne est transmise aux centres moteurs, par l'intervention de la volonté. S'appuyant de données anatomiques et pathologiques, il trouva le point de départ des voies que suit l'impulsion de la volonté en se dirigeant vers les centres coordinateurs, dans la substance blanche des lobes frontaux antérieurs du cerveau, notamment dans les fibres qui résident immédiatement sous la substance grise des circonvolu-

(1) Nota per servire alla storia dell'afasia del D* Rodolfo Rudolfi (*Gazetta medica Italiana*, 1866).

tions et qui servent de liaison à la substance corticale des circonvolutions symétriques.

Indépendamment de la détérioration des voies qui servent à transmettre les déterminations motrices volontaires, d'autres voies peuvent rester intactes, par exemple celles au moyen desquelles l'incitation motrice involontaire arrive aux centres coordinateurs des mouvements nécessaires à l'articulation. Quant à l'existence d'une incitation volontaire, séparément d'une autre involontaire, c'est un fait sur lequel M. Baillarger insiste principalement. Il cite comme exemple, des personnes qui jouissent d'une parfaite santé, parlent et gesticulent dans les rues, sans s'en apercevoir. D'autres fois, il arrive que sous l'influence d'une impression instantanée, nous prononçons malgré nous certaines paroles que nous voudrions rétracter ensuite.

Ainsi, lorsque les incitations de la volonté ne parviendront pas aux centres coordinateurs par suite d'une détérioration des voies, le malade ne pourra pas prononcer les mots qu'il voudrait dire, malgré son plus ardent désir, et malgré la conscience de ces mots. Il se taira, ou bien dira des paroles hors de propos, influencées par l'incitation motrice involontaire.

On a observé dans certains cas d'aphasie, assez rares il est vrai, qu'il arrivait au malade d'écrire correctement des pages entières, sans en pouvoir prononcer une seule parole à haute voix. A toutes les questions qu'on adresse à ces malades, ils ne répondent qu'un seul et même mot prononcé distinctement, mais ne correspondant guère au sens de la question.

Examinons maintenant la cinquième condition indispensable à la parole normale.

Il est évident qu'une fois les centres coordinateurs des mouvements musculaires concourant à l'articulation des mots étant détruits, l'articulation des sons devient impossible, et le malade ne peut pas parler.

Il est possible que les muscles appartenant à ces groupes gardent leur contractilité, mais la coordination une fois détruite, le malade ne pourra plus s'exprimer d'une manière claire et précise. Je ne peux m'empêcher de relever ici une particularité qui m'a toujours frappé. M. Bouillaud, qui, depuis 1825, avait toujours maintenu son « principe coordinateur des mouvements de la

parole » qu'il plaçait dans les lobules antérieurs du cerveau, cita
entre autres, dans la séance de l'Académie de médecine du 16 mai
1865, un exemple pris dans sa pratique, qui devait confirmer ce
fait. Néanmoins, la seule chose qu'on puisse infailliblement conclure de ce récit, très-détaillé du reste, c'est que le « principe
coordinateur » de la malade en question était intact, tandis que
l'aphasie dépendait d'une perte de mémoire des mots, accompagnée d'un affaiblissement général des facultés mentales. C'est
d'autant plus curieux que M. Bouillaud pouvait choisir parmi un
grand nombre d'observations. Se mettant à l'affût de chaque cas
d'aphasie publié, il réussit à réunir, dans un espace de quarante
années, plus de cent observations confirmées, pour la plupart,
de sections *post mortem*. Il se convainquit tellement de la justesse
de ses aperçus concernant la localisation de l'aphasie, qu'il proposa un prix de 500 francs à celui qui présenterait un seul cas de
lésion profonde des lobes antérieurs du cerveau, sans altération de
la parole. M. Velpeau cita presque immédiatement le cas d'un
coiffeur nommé Paris, qui, durant sa vie, n'avait pas présenté les
moindres indices d'une altération des centres coordinateurs de la
parole. Le malade fut au contraire d'une loquacité toute particulière jusqu'au dernier moment. L'autopsie faite par MM. Delpech
et Faure, sous l'observation de M. Velpeau lui-même, démontra
une dégénérescence squirrheuse de la plus grande partie des deux
lobes antérieurs du cerveau. Quelque temps avant ce fait, Lélut
(dont le compte rendu sur la brochure de Dax alluma, en 1865, les
discussions de l'Académie sur l'aphasie) avait publié l'observation
d'un épileptique dont tout l'hémisphère gauche était réduit en bouillie, sans que la faculté de parler en souffrît. De plus, Cruveilhier
avait observé un idiot qui prononçait nettement plusieurs mots,
malgré une absence complète des deux lobes antérieurs du cerveau.

Ce ne sont donc pas les observations qui manquaient. Il ne
restait qu'à nommer le vainqueur. Mais M. Bouillaud s'abstint de
décerner son prix, se souvenant probablement des paroles de
Parchappe dites à l'Académie également au sujet de l'aphasie :
« Si l'on admettait l'objection sous toutes les formes, dans toute
l'étendue qui lui a été donnée, et dans tous les exemples qui ont
été cités, l'anatomie pathologique serait en mesure de démontrer
que le cerveau ne sert à rien. »

Mais, passons à la sixième et dernière condition de la parole normale.

Malgré l'intégrité des centres coordinateurs des mouvements indispensables à l'articulation des mots, un des nerfs peut facilement se détruire ; par exemple, le nerf facial, à la suite d'une carie de l'os temporal. Dans ce cas, le malade ne prononcera pas distinctement les lettres labiales *b*, *p*, *v*, etc. En cas de paralysie du nerf hypoglosse, le malade ne pourra pas prononcer les lettres *d*, *e*, *l*, *n*, *t*.

Un malade dont le voile du palais ne fermera pas les orifices postérieurs de la fosse nasale, sera obligé de nasiller, et ne pourra pas prononcer nettement les lettres *i*, *ou*. Tel autre, enfin, frappé d'une paralysie labio-glosso-laryngienne (décrite par Duchesne), sera condamné à un mutisme complet.

Ainsi, pour produire l'aphasie, c'est-à-dire la perte de la parole sans paralysie, et tout en conservant les facultés mentales, il faudrait que de nos six conditions indispensables à la parole, quatre fussent entravées, soit à la fois, soit successivement, savoir : la mémoire des mots, l'incitation motrice volontaire, les voies qui servent à transmettre cette impulsion au centre coordinateur, et le centre même qui coordonne les mouvements musculaires concourant à la formation de la parole.

Quittons pour quelque temps les psychologistes et les pathologistes qui subdivisent la parole en plusieurs moments différents, comme nous venons de le démontrer, et voyons ce que nous en dit la physiologie.

En abordant cette question, les physiologistes commencent par expliquer la production du son; ensuite, la manière dont le son se transforme en syllabes et en paroles dans la partie supérieure du larynx. Ce n'est qu'alors qu'il est question de l'influence de la volonté sur ce procès. Les conditions de la parole sont donc examinées ici dans un ordre contraire.

Le cri arraché par la douleur est le résultat immédiat des plus simples mouvements réflexes appartenant à l'appareil de la voix humaine. Il est produit par la sensation de la douleur transmise à la médulle oblongue au moyen des conduits sensitifs; on suppose que la médule possède des centres réflecteurs qui, à leur tour, transmettent l'impression de la douleur aux nerfs moteurs. Le nerf *accessorius Willisii* joue un très-grand rôle dans le nombre de ces derniers, car c'est son influence qui occasionne le rétrécissement de la *rima glotidis*, et par conséquent la tension des cordes vocales, que l'air exhalé avec force et vitesse fait vibrer. Un pareil cri informe sera jeté toutes les fois qu'on occasionnera une douleur vive et inattendue. Le cri sera modifié lorsque la sensation de la douleur, tout en conservant son intensité première, sera répétée plusieurs fois à intervalles égaux. Le larynx se soulève; le voile du palais adhère aux ouvertures postérieures des fosses nasales; la langue est refoulée au fond de la bouche; la cavité de la bouche s'allonge en forme de goulot de bouteille, et émet le son prolongé « *aaaa* ». Incessamment le larynx se soulève davantage; le voile du palais se roidit encore plus; la cavité de la bouche se rétrécit et l'*a* se change en *i*. L'union alternative de ces deux mouvements complexes, ayant lieu dans la partie supérieure du tube vocal, produit « *aïe, aïe, aïe* », cette expression consacrée de la douleur. Une semblable transformation involontaire du cri primitif « *aaa* » en son articulé « *aïe* », exige le concours de plusieurs muscles réglés par un centre nerveux spécial coordinateur des mouvements musculaires indispensables à l'articulation des sons (1).

Mais les centres coordinateurs peuvent être excités indépendamment de la volonté. J'eus l'occasion d'en faire l'expérience suivante. Un de mes amis se passionna pour une chansonnette française qu'il m'avait entendu jouer souvent. Un matin je remar-

(1) Nous observerons cependant que l'existence des centres coordinateurs n'est pas également admise par tous les physiologistes. Ainsi, le docteur Schoumovsky, dans son ouvrage sur les centres cérébro-spinaux, réfute l'existence des centres coordinateurs très-problématiques selon son avis. Cette découverte est due à ses propres recherches, qui du reste n'ont pas encore été vérifiées par d'autres observateurs. Il prétend que tous les réflecteurs peuvent se combiner entre eux, pour produire des mouvements complexes, tous les réflecteurs étant unis selon lui par des nerfs modérateurs et sensitifs. La seule condition indispensable pour produire un mouvement combiné se borne à l'irritabilité inégale des réflecteurs (*Revue de médecine militaire russe*). Le docteur E. Fournier (*Physiologie de la voix et de la parole*) est moins absolu, et ne condamne pas tous les centres coordinateurs en masse. Du reste, il n'a pas fait d'expériences directes. Ses méditations lui font supposer qu'il existe des mouvements coordonnés naturels qui dépendent des centres coordinateurs. Ces mouvements naturels sont : le cri, la respiration, la mastication, etc. L'activité psychique peut provoquer ces mouvements complexes. En gouvernant leurs associations diverses, aidée de l'ouïe et d'une certaine habitude, elle crée le son-parole.

quai qu'en dormant il remuait rapidement les lèvres, probablement
sous l'influence d'un rêve. Je l'interpellai en lui demandant,
comme je le faisais souvent, s'il voulait que je lui joue sa chansonnette? Il me répondit nettement: «Jouez, jouez». Se réveillant
quelque temps après, il me déclara avoir excessivement soif. Il
ajouta qu'il venait de rêver qu'on lui offrait à boire, mais chaque
fois qu'il voulait tremper ses lèvres dans la coupe qu'on lui présentait, on la lui retirait rapidement. Quant à la chansonnette, il
n'y avait pas songé, et ne se rappelait pas ma question. Ainsi
donc, le nerf auditif, influencé par des sons familiers, fut cause
que mon ami put produire involontairement une série de mouvements habituels, et former une réponse involontaire.

Néanmoins, pour répéter machinalement des mouvements habituels, est-il encore indispensable de se souvenir de ces mouvements. Ce genre de mémoire s'acquiert selon la physiologie, au
moyen des impressions ou traces que laissent les sensations musculaires; sensations qui accompagnent invariablement toutes les
phases de l'activité musculaire. Dans l'exemple que je viens de
citer, les mots n'étaient prononcés que grâce à la mémoire des
mouvements musculaires. Mais la mémoire des mots n'est nullement
limitée à la mémoire des mouvements musculaires indispensables
à l'articulation des mots. La physiologie nous indique la manière
dont les enfants apprennent à prononcer les premiers mots. L'enfant
répète les sons articulés qu'il entend, c'est-à-dire qu'il les reproduit au moyen de son appareil vocal. Il reçoit ainsi d'abord une
sensation auditive, provenant des mots qu'il vient d'entendre,
ensuite, une sensation des mouvements musculaires concourant
à la reproduction du mot qu'on vient de prononcer en sa présence,
et enfin, la sensation du son de sa propre voix.

Une semblable association audito-musculo-acoustique, se répétant souvent, laisse chaque fois après elle une impression en forme
d'association. Les éléments de cette impression sont: la perception
du son et celle des mouvements musculaires. Tous les mots appris
par cœur, et c'est la majorité, se reproduisent dans la mémoire
au moyen de ces impressions ou traces.

D'un autre côté, la faculté de retenir un mot qu'on lit attentivement sans le prononcer, n'est contestée par personne.

Quoique faite à bouche close, cette lecture est cependant accom-

pagnée d'un imperceptible mouvement des muscles de la langue.
Le mot qu'on vient de lire se prononce pour ainsi dire intérieure-
ment. Nous aurons donc ici une association oculo-musculaire
gravée dans la mémoire au moyen des impressions de la vue et de
la sensation des muscles. Ces deux formes d'associations simples
peuvent être, d'ailleurs, compliquées par des impressions d'odorat,
de goût ou de toucher. La reproduction d'une certaine association
sera donc facilitée par un plus grand nombre d'impressions.
Excepté celles de l'ouïe et des muscles, nous posséderons encore
celles du goût, de l'odorat, etc.

Quelque compliquée que soit une association, mais répétée
souvent et laissant chaque fois une trace en forme d'association,
cette sensation combinée finit par prendre un corps et se précise d'une manière de plus en plus nette. Les divers éléments qui
la composent se définissent en même temps. Il s'ensuit que
la fréquente répétition d'une association entière, conjointement
avec un de ses éléments, ne manquera pas de nous démontrer la
dépendance exercée sur une association par ses éléments (dés-
agrégation des sensations complexes en impressions simples,
séparées). La moindre allusion à l'un de ces éléments reproduira
immédiatement l'association entière. Prenons pour exemple une
association oculo-tactilo-acoustique, la moindre allusion à un de
ses éléments, l'excitation la plus faible d'un des nerfs de la vue ou
du toucher, ou de l'ouïe par un son ou une forme contenue dans
l'association donnée, suffiront déjà pour reproduire toute l'association dans son intégrité parfaite (1).

Cherchant un mot qui nous échappe, nous disons habituellement que nous l'avons au bout de la langue. Quelque familière
que soit cette expression, elle n'en est pas moins exacte. Nous
nous efforçons, dans ce cas, de reproduire les mêmes mouvements
musculaires que nécessitait la prononciation du mot oublié.
Bain (2) dit : « Lorsque nous tâchons de nous souvenir d'un mot
quelconque, ou d'une phrase entière, avant de les ressaisir, en
sentant que nous allons les prononcer, nous bégayons des sons
analogues. Tous les organes de l'articulation (le larynx, la langue,

____

(1) Setschénow, *Les mouvements réflexes du cerveau.*
(2) Bain, *Medical Times and Gazette,* p. 661.

les lèvres) sont excités. L'articulation oubliée est l'objet de notre souvenir ».

Il nous arrive quelquefois de chercher pendant dix, vingt minutes, certain mot qui nous échappe obstinément; puis, tout à coup, on le prononce involontairement. On le répète plusieurs fois en s'assurant, au moyen de l'ouïe, que l'impression est bien la même qu'il produisait avant, et ce n'est qu'alors qu'on est bien sûr de son fait.

Chez un malade dont l'aphasie dépend de la perte de la mémoire des mots, nous voyons la même chose, seulement à un degré beaucoup plus intense. Apercevant devant lui une table, par exemple, il ne pourra se rappeler du nom de cet objet. On aura beau lui dire que l'objet s'appelle ton-ton, il fera des signes négatifs ou bien dira « non ». Donc, la trace de l'impression auditive qu'éveille la prononciation du mot « table », subsiste encore assez vivement pour qu'il puisse s'apercevoir de la différence entre ces deux mots. En lui disant la première syllabe « ta », nous le verrons faire des signes affirmatifs; il répétera la première syllabe sans pouvoir cependant se rappeler la seconde. Il ne pourra se rappeler des mouvements musculaires indispensables à la prononciation du mot « table », que lorsqu'il l'entendra prononcer devant lui d'une manière parfaitement distincte. Les aphasiques appartenant à cette catégorie comprennent une masse de mots, en comparaison de la petite quantité de ceux qu'ils ne peuvent prononcer. Ils comprennent facilement une phrase de trente, quarante, cinquante mots, mais ils ne sauraient prononcer cinq mots de suite qu'on voudrait leur faire répéter. Les impressions des mots prononcés, éveillent en eux des associations correspondantes. Ces dernières durent assez pour que le malade puisse achever une conception, — penser. Ce n'est que le défaut d'impression nette des mouvements musculaires indispensables à l'articulation qui ôte au malade la faculté de prononcer à haute voix les phrases qu'il a parfaitement comprises.

Les recherches de physiologie les plus récentes (Setschénow) nous apprennent qu'excepté les centres coordinateurs des mouvements, il existe beaucoup d'autres centres nerveux prenant part à l'exécution de la parole, ainsi qu'à toutes nos autres actions volontaires et involontaires. La parole, comme on le sait, peut être coupée instantanément d'après notre désir, ou bien involontairement.

L'hypothèse suivante explique le moyen qui effectue cette brusque suspension de la parole. Les expériences multiples sur des grenouilles (1) ont prouvé l'existence de centres nerveux servant spécialement à modérer les mouvements réflexes. Se basant sur ces faits, on suppose des centres analogues chez l'homme. Une fois ces centres nerveux mis en action par une irritation quelconque, la contraction musculaire, c'est-à-dire la fin du mouvement réflexe, sera nécessairement suspendue. L'articulation des sons étant impossible sans mouvements musculaires, l'activité des centres modérateurs consistera donc, par rapport à l'appareil vocal, à arrêter la parole. Un marchand qui voyageait oublia un matin, en sortant de son hôtel, de retirer la clef du tiroir où il venait de déposer un sac d'argent. Au milieu de la journée il se souvint de son imprudence et s'empressa de rentrer. Le tiroir était ouvert et vidé. Il *veut* annoncer sa perte au maître de l'hôtel qui accourt au bruit désespéré de la sonnette... mais pendant dix heures entières il est hors d'état de prononcer une seule parole. Toutes les autres fonctions étaient restées normales. Ce n'est qu'après cet intervalle de temps qu'il retrouva la parole, d'abord en bégayant, mais se rétablissant par degrés complétement (2).

Une surexcitation trop intense des centres modérateurs, occasionnée par la frayeur d'une grande perte d'argent, s'était donc manifestée, dans l'exemple que nous venons d'indiquer, en paralysant complétement les centres coordinateurs et réflecteurs. Pendant dix heures, le marchand fut hors d'état de prononcer une parole, et même d'émettre un cri. On pourrait énumérer un assez grand nombre d'exemples analogues, où l'aphasie la plus complète suivait instantanément un grand accès de frayeur, de colère, etc. Au point de vue de la médecine légale, de semblables exemples sont d'une grande importance. Supposons un homme attaqué subitement. Il se défend à outrance, et tue un des malfaiteurs sans prononcer un seul cri, sans appeler au secours à portée

(1) Des expériences entreprises depuis peu sur des animaux à sang chaud, par le docteur Simonow, confirment ces faits.

(2) *Berliner klinische Wochenschrift*, 1865, n° 21. *Ein Fall von Aphasia saturnina*, etc.

de sa voix. Une enquête ayant lieu, les juges, ignorant l'existence d'une aphasie subite, soupçonnent l'individu attaqué de meurtre prémédité, et rendront le fait de son attaque, pour le moins, très-douteux.

Acceptant pour cause des faits énoncés le renforcement réflectif de l'activité des centres modérateurs des mouvements musculaires, nous pourrons nous dispenser d'admettre une maladie spéciale de la volonté, acceptée des psychologistes et servant généralement à expliquer des faits semblables aux nôtres.

L'irritation immédiate des centres modérateurs des mouvements réflexes, occasionnée, par exemple, par une affection pathologique des parties voisines, compliquée d'un afflux anormal de sang, suffit parfaitement pour expliquer l'immobilité et le mutisme complet de certains malades qui restaient ainsi pendant des semaines et des mois.

D'un autre côté, les psychologistes qui expliquent le délire (excepté les fièvres chaudes) par une succession de représentations trop rapides, nous semblent se contredire eux-mêmes. Si la rapide succession de représentations était la seule cause de cet effet, nous devrions nous attendre à voir délirer les personnes intelligentes, douées de la faculté d'envisager un objet sous tous les rapports différents qu'il présente, dans l'espace de quelques instants. Une foule de représentations traverse en un clin d'œil l'esprit des personnes douées d'une belle intelligence. Ces représentations éparses forment ensuite une série d'idées déterminées. Pendant ce travail intérieur, l'homme n'est nullement enclin au verbiage; il s'abstient plutôt de parler, pour se concentrer en lui-même et réfléchir. En comparant le nombre de représentations qui traversent dans un même espace de temps le cerveau d'un homme intelligent et celui d'un homme qui bat la campagne, nous ne manquerons pas de nous assurer que la prépondérance quantitative appartient au premier. La pensée, comme dit le professeur Setschénow, constitue les deux premiers tiers d'un mouvement réflexe psychique. L'effet habituel du centre modérateur des mouvements réflexes retient le mouvement, c'est-à-dire le dernier tiers du réflexe. L'activité de ce dernier centre étant entravée, ou bien détruite entièrement, les voies qui l'unissent à d'autres centres étant détériorées, toutes ces causes produisent un effet uniforme : le mouvement réflexe ne sera plus retenu. La moindre représentation détachée qui effleure le cerveau, se traduira en paroles.

Une disposition d'esprit semblable se trouve parfaitement expliquée par la réponse remarquable qu'obtint Esquirol (1) d'un de ses malades.

Figurons-nous effectivement, un homme parfaitement raisonnable, qui se mettrait tout à coup à prononcer tous les mots épars, tous les fragments d'idées et de représentations qu'ébauche son cerveau; un homme qui, sans être assidûment occupé d'un sujet spécial, transmettrait en paroles toutes les impressions visuelles, tactiles, acoustiques, etc.; qui traduirait en paroles non-seulement ses pensées, mais encore ses moindres sensations; un tel individu serait sans contredit réputé pour fou. Et cependant, il posséderait toutes ses facultés mentales. D'après l'explication des physiologistes, il ne lui manquerait que les centres modérateurs des mouvements réflexes.

Outre les centres modérateurs, la physiologie en reconnaît d'autres, qui renforcent les mouvements réflexes. Lorsque l'intensité d'un mouvement réflexe ne correspond pas à l'étendue et à la force de l'impression qui le produit, et le surpasse de beaucoup, ce renforcement d'effet, par rapport à la cause première, est expliqué au moyen des centres nerveux renforçant les mouvements réflexes. L'activité de ces centres dans l'appareil vocal de l'homme sera exprimée par un flux de paroles, ou par des cris continuels.

Une reproduction continue de mouvements musculaires complexes et habituels dans l'appareil vocal, manifestée par un flux de paroles, et par une succession rapide de mouvements musculaires des extrémités et du tronc, constituera un accès de fureur typique. L'incohérence des mots épars et des phrases sans suite ne dépend nullement de la déviation des facultés intellectuelles, mais bien de ce que l'entendement n'y prend préalablement aucune part. Les mouvements compliqués et continuels qui accompagnent ce bavardage restent également étrangers à l'esprit. Cette raison pourrait expliquer, à la rigueur, un certain fait que présentent

---

(1) Esquirol, *Maladies mentales*, I, p. 6.

quelquefois de semblables malades, lorsqu'ils prononcent, au lieu de mots, une série de sons articulés qui riment (*furor poeticus*). En effet, les mouvements incessants des muscles de tout le corps, qui accompagnent les accès de fureur (le *Tobsucht* des Allemands) ne sont pas suffisamment expliqués par la perte de la sensation de la fatigue, comme le font beaucoup de psychologistes (Griesinger). Il est remarquable que la mémoire et la raison de ces malades restent presque intactes. Il leur arrive souvent de donner des réponses très-sensées concernant leur vie antérieure, de raconter des incidents se rattachant à leur passé, etc. Selon les observations de Jacobi, de Griesinger et d'autres, la peur, une frayeur subite surtout, peuvent souvent calmer instantanément un semblable malade.

Il en serait tout autrement, si le centre coordinateur même était morbidement surexcité.

Le professeur Pogan (1) rapporte le fait suivant: Un jeune homme tombant d'une hauteur considérable fut atteint à la tête. Il ne retrouva connaissance qu'après quarante-huit heures, et se mit à parler une langue inconnue. Pendant deux ou trois jours le malade parla continuellement, sans s'arrêter un instant, et sans faire aucun autre mouvement. Le hasard apprit plus tard qu'il parlait gallois. Quelque temps après, il se mit à parler l'anglais, mais chaque mot qu'il prononçait était une injure ou un effroyable juron. Pendant trois ou quatre jours encore il parlait gallois et jurait en anglais. A mesure qu'il reprenait possession de ses sens, il cessa l'un et l'autre. Après une vingtaine de jours passés à l'hôpital, il se remit complétement et ne parla plus que l'anglais, en omettant les jurons. Sa chute ne lui avait causé qu'une légère blessure, sans occasionner de fracture des os du crâne.

Une fois sur le terrain de la pathologie, il ne sera pas inutile de citer quelques exemples d'états morbides, où, selon toutes les apparences, les deux centres nerveux additionnels — ceux qui modèrent, ainsi que ceux qui renforcent les mouvements réflexes cessent d'influencer les centres coordinateurs des mouvements musculaires indispensables à la parole. Romberg (1), Weiss et

(1) Voyez l'article de Gardner sur l'aphasie.
(2) Setschénow, *loc. cit.*

d'autres citent des exemples d'écholalie, quand le malade répète
tous les mots qu'il entend prononcer, sans faire la moindre attention à leur signification. On lui demande, par exemple : « Comment
va votre santé? » Il répète impassiblement : « Comment va votre
santé? » Dites-lui le mot « table », il le répète comme un écho.
Prononcez devant lui une syllabe détachée, il la répète également.
Tandis qu'abandonné à lui-même, un malade semblable reste
des journées entières sans prononcer une seule parole. Les grenouilles décapitées présentent une disposition analogue quant aux
centres coordinateurs des mouvements de la marche. Une grenouille décapitée (2), abandonnée à sa propre initiative, restera
immobile, les pattes de derrière ramassées sous le corps. Dès
qu'on pince une des pattes, elle l'étend immédiatement. Elle la
retire sous elle, si la patte était préalablement tendue. En pinçant
plus fort, on obtient un saut, indépendamment de la position des
pattes. Chez la grenouille, et chez un malade d'écholalie, nous
voyons donc la réaction parfaitement correspondre à l'excitation
sensitive. Une irritation faible provoquait un demi-saut — l'action
de retirer et d'étendre les pattes. — Une irritation plus intense
était suivie d'un saut.

La physiologie ne se contente donc pas, à l'exemple de la pathologie, d'un seul centre nerveux. Elle admet trois appareils nerveux
indépendants, c'est-à-dire un centre nerveux coordinateur, et deux
centres additionnels; l'un servant à modérer, l'autre à renforcer
les mouvements réflexes. L'activité de chacun de ces centres peut
donc être éveillée indépendamment de la volonté et de la conscience, soit par le moyen des mouvements réflexes, soit par
l'irritation directe de l'appareil central. Mais ce même appareil
central sert à l'articulation volontaire des mots. La volonté agis-
sant sur les centres coordinateurs, modérateurs ou renforceurs,
produit une série de nouveaux sons articulés, ou bien l'interruption de la parole, ou enfin une loquacité intarissable, etc.

C'est ainsi que les physiologistes, voulant expliquer la parole,
durent commencer par analyser le mécanisme, assez simple du
reste, qui produit le cri, et se virent obligés ensuite d'expliquer,

____

(1) Romberg, *Les maladies nerveuses*, t. II.

dans les limites du possible; le mécanisme qui préside au désir ou à la volonté de prononcer une parole.

Au point de vue physiologique, désirer et vouloir sont identiques. La différence que présentent ces deux mots, dans l'acception habituelle, se borne à un degré d'intensité plus ou moins grand de ces deux sensations. Il n'existe pas de particularité quant à leur formation intellectuelle. Le désir naît d'un mouvement réflexe non terminé. Le *désir* forme donc les deux premiers tiers de l'acte passionné psychique. Quant à la *passion*, nous devons en chercher l'origine dans les plaisirs élémentaires sensuels. Les mouvements réflexes sensuels, c'est-à-dire les passions, se rapportent à la catégorie des mouvements reflétés, accompagnés de l'activité de l'appareil renforceur. En d'autres mots, ce sont des mouvements réflexes psychiques à issue renforcée. Par conséquent, toute pensée qui éveille en nous un désir quelconque, doit avoir une nuance plus ou moins passionnée. C'est le degré de cette nuance passionnée qui détermine l'expression plus ou moins énergique de la *volonté*; c'est-à-dire une aspiration plus ou moins grande à satisfaire l'élément passionné d'une pensée — le désir. Un mouvement réflexe psychique, dénué d'élément passionné, ne comportera pas de désir, et la volonté, par conséquent, ne pourra pas s'y manifester. L'activité des centres renforceurs des mouvements réflexes étant indispensable à chaque mouvement psychique passionné, pour en effectuer la fin renforcée, il s'ensuit, à ce point de vue, qu'il ne saurait être question de volonté toutes les fois que l'action de ces centres est entravée. Le désir n'existe plus une fois ces centres détruits. Un semblable malade aurait beau parler ou se taire, il présenterait également l'exemple d'une totale absence de volonté personnelle. L'affection morbide nommée *echolalia* par Romberg, présente des phénomènes exactement pareils. Nous observerons, au contraire, une des formes d'aphasies mentionnées plus haut, toutes les fois que le centre restera intact et que les désirs pourront s'éveiller, mais qu'il y aura destruction des voies qui unissent les centres renforceurs aux centres coordinateurs des mouvements musculaires indispensables à la parole. L'incitation motrice volontaire n'atteindra plus les centres coordinateurs; les paroles ne pourront plus être émises selon les désirs. Cependant les centres coordinateurs des mouvements musculaires de la parole restés intacts seront susceptibles d'action, au moyen d'incitations motrices involontaires. Le résultat de cette activité consistera en mouvements musculaires complexes habituels. On obtiendra ainsi des sons articulés, des paroles.

Au point de vue physiologique que nous venons d'émettre, l'aphasie peut donc être occasionnée par l'affection de centres nerveux très-divers, ainsi que par celles des voies qui servent à lier ces centres. Prenons, par exemple, une destruction complète, ou bien un épuisement des centres coordinateurs occasionné par une surexcitation ; nous avons une forme d'aphasie que Leyden nomme *anarthrie*, forme qu'il a observée plus spécialement que les autres (1). Aurons-nous, au contraire, une excitation intense des centres modérateurs des mouvements réflexes, nous obtiendrons une forme qui n'a pas encore été dûment expliquée par personne, et dont malheureusement nous sommes obligé d'emprunter l'exemple à Heimann (le marchand volé). Lorsque les centres renforceurs seront paralysés, nous aurons une forme d'aphasie également citée plus haut, désignée sous le nom d'aphasie abulistique. L'intégrité des conduits qui unissent les centres étant altérée, c'est-à-dire lorsque les mots ne peuvent plus être transmis aux centres coordinateurs, nous aurons l'espèce d'aphasie qu'ont indiquée MM. Parchappe et Baillarger. Arrive-t-il, enfin, que les traces des mouvements musculaires indispensables à l'articulation de certains mots s'effacent, le malade offrira une des variétés de l'aphasie les plus fréquentes, nommées par Piorry anamnémonomie. Cette dernière forme est admise par tous les observateurs, excepté cependant le docteur Heimann de Wiesbaden, que nous venons de citer. Le motif qui empêche ce savant observateur d'accepter l'anamnémonomie est expliqué dans son ouvrage par cette gracieuse comparaison à la Trousseau : « Les idées suggérées par le cerveau s'y trouvent disséminées comme des carpes dans un étang ; mais s'il s'y trouve en même temps des poissons d'une autre espèce, quel est le venin qui, jeté dans l'étang, aurait la puissance d'empoisonner les carpes exclusivement ? »

Mais quel que soit le sort des carpes de M. Heimann, il est néanmoins incontestable qu'il existe différentes variétés d'aphasie.

---

(1) *Berliner klinische Wochenschrift*, 1867.

Quelles que soient les théories dont se serve l'observateur pour expliquer les conditions nécessaires à la formation de la parole normale, ainsi qu'aux déviations pathologiques, il trouvera toujours inévitablement que les formes de l'état morbide connu sous le nom d'aphasie, présentent une multitude de variétés. Il s'ensuit qu'on ne saurait être suffisamment renseigné sur le compte d'un malade en apprenant qu'il est atteint d'aphasie tout court. En se contentant d'un semblable diagnostic, on serait dans le cas de ceux qui se bornent à préciser une maladie de cœur : *vitium cordis organicum*. Pour être tant soit peu explicite, il faudrait définir quel est le genre d'aphasie que présente tel malade, selon les aperçus de l'observateur. Dans le cas où l'observateur ne se serait pas encore rendu bien maître de toutes les conditions qui accompagnent la parole, il devrait au moins donner une description bien exacte et minutieuse, indiquant en quoi consistait précisément la déviation de la parole normale chez son malade.

Je me suis permis cette digression uniquement parce que, dans les nombreuses recherches que je fis à ce sujet, il m'arriva très-souvent de rencontrer, dans des descriptions d'autopsies faites avec autant de science que d'art, les mots suivants pour toute explication des symptômes que présentaient ces malades durant leur vie : « Le malade était atteint d'aphasie »; ou bien encore : « Sans être paralysé, le malade ne pouvait parler, tout en conservant l'usage de ses facultés mentales. » On ajoutait ensuite, comme pour se rendre plus précis : « Il était aphasique. »

Il est impossible de rien conclure de semblables observations, tandis que les données que nous offre l'autopsie sont quelquefois très-précieuses. Citons, par exemple, l'observation de Meinert : s'il l'avait accompagnée d'une description exacte des faits qui se manifestèrent durant la vie du malade, nous n'aurions peut-être pas tant de difficultés à préciser diverses formes d'aphasie sous le rapport de l'endroit exact qu'occupe la lésion dans le cerveau. Nous n'en serions pas maintenant presque au même point de vue où nous laissa Gratiolet, en disant qu'il n'avait aucun scrupule de conclure que tous les essais de localisation qu'on avait tentés jusqu'alors manquaient de base solide.

En admettant effectivement que les centres nerveux dont nous venons de parler concourent à la formation de la parole, et possédant d'un autre côté près de trois cents observations d'aphasie accompagnées d'autopsies, la localisation des centres ainsi que des conduits entre-centraux paraîtra de prime abord très-facile. Malheureusement, dans le fait, ce n'est rien moins qu'aisé. On aurait tort de conclure, — comme cela a d'ailleurs été fait, — que la destruction du lobe frontal gauche trouvée à l'autopsie d'un aphasique suffise pour prouver indubitablement que l'aphasie dépendait exclusivement de la détérioration de ce lobe, et que, partant de là, la faculté de la parole y est localisée, etc.

Le degré d'altération des fonctions de certaines parties du cerveau dépend considérablement de la manière même dont s'effectue la lésion de la substance de ces parties. Les symptômes que nous observerons, par exemple, chez un malade atteint d'une embolie subite de l'artère insulaire, seront loin de ressembler à ceux d'un malade souffrant d'un cancer à l'*insula Reylii*. Nous observerons également une grande différence de symptôme lorsqu'une partie du cerveau se détruira à la suite d'une hémorrhagie, ou bien lorsque les fonctions de cette même partie seront entravées par la pression d'une exostose, d'un syphilome, etc.

Tous ces faits, du reste, sont constatés depuis longtemps, car Morgagni put dire que dans les lésions chroniques les facultés intellectuelles pouvaient se maintenir à un certain degré.

Les modifications que subit la circulation dans la circonférence des foyers ramollis du cerveau ont été décrites depuis longtemps avec une minutieuse exactitude. De même en est-il des néoplasies que nous rencontrons fréquemment dans le cerveau; des effets de l'ischémie occasionnée par la dégénérescence athéromateuse des artères du cerveau; des altérations des vaisseaux capillaires du cerveau produites par une pression anormale du sang, etc., etc., qui ont tous été l'objet d'une étude approfondie.

Il est reconnu en outre que la grandeur des lésions, par rapport aux dérangements des fonctions mentales, exerce une influence toute différente, selon qu'un seul hémisphère est atteint, ou bien lorsque l'altération du tissu nerveux a lieu dans les deux hémisphères à la fois. Dans le premier cas une altération de la substance grise, relativement grande, amène des désordres moindres que lorsque les deux hémisphères sont atteints à la fois.

Quoique tous ces faits soient connus depuis longtemps, quoiqu'il existe beaucoup de cas de folie occasionnés par des lésions très-insignifiantes en apparence, comme une légère anémie ou hypérémie des méninges ou du cerveau, beaucoup d'observateurs néanmoins se sont obstinés à ne tenir compte dans leurs recherches que de la troisième circonvolution frontale, surtout après le brillant article de M. Broca sur l'Aphémie.

Dès qu'on parvenait à constater le moindre changement dans cette localité, l'aphasie avait sa raison d'être. On ne se demandait pas quelle influence était exercée par de grands foyers ramollis qu'on entrevoyait en même temps dans l'hémisphère droit, ou bien par une sclérose de l'arachnoïde. D'autres fois, l'altération du troisième lobe gauche était accompagnée d'une dégénérescence athéromateuse des artères du cerveau, d'une hypérémie de la pie-mère, de la substance corticale, etc., etc. Tous ces faits passaient inaperçus. Nous pouvons citer plus d'une autopsie où les lobes frontaux gauches étaient seuls examinés, tandis que le reste du cerveau n'était pas soumis à l'investigation.

Je crois que c'est une des raisons qui font que nous trouvons un si grand nombre de cas d'altération du troisième lobe frontal gauche dans les descriptions d'autopsie des aphasiques. C'est précisément cette raison qui m'empêche de donner ici un tableau de toutes les autopsies d'aphasiques. En me servant du mot aphasie, qui ne définit pas des symptômes pathologiques déterminés et toujours identiques, et citant en même temps des autopsies faites dans l'idée préconçue, je ne ferais que sanctionner de tableaux statistiques des conclusions erronées. Malgré la tentation qu'offriraient de semblables conclusions, brillantes, absolues et sans appel, je ne puis me permettre un pareil abus de la statistique; c'est pourquoi je me contente d'énoncer quelques réflexions très-brèves sur la résidence plus ou moins probable de certains centres nerveux législateurs de la parole.

Longet (1) pratiquait des sections du cerveau jusqu'aux corps quadrijumeaux chez des lapins, leur enlevait le cervelet, puis leur pinçait la queue. Les animaux criaient cependant tout aussi fort que lorsqu'ils n'étaient pas opérés. Holtz (2) faisait coasser une

---

(1) *Physiologie*, t. I, p. 349.

(2) *Ueber reflectorische Erregungen der Stimme des Frosches.*

grenouille décapitée en lui passant les doigts sur le dos à plusieurs reprises. Leyden (1) fit des recherches sur de jeunes coqs auxquels il coupait tantôt l'hémisphère gauche, tantôt l'hémisphère droit. Il remarqua qu'après s'être remis de l'opération, il leur arrivait de chanter leur coquérico classique. Un jeune coq, qui survécut plus longtemps que les autres à la perte de ses deux hémisphères, chantait comme d'habitude. Cruveilhier fait mention d'un petit garçon de quatre ans, très-précoce d'ailleurs, mais qui ne pouvait articuler aucun son. On trouva à l'autopsie une induration des corps olivaires. Le professeur Neumann, à Kœnigsberg, mentionne le fait suivant : Un garçon de neuf ans ne pouvait prononcer une seule parole, quoiqu'il ne fût pas sourd, et comprenait tout ce qu'on lui disait. Il mourut asphyxié, et l'on trouva à l'autopsie un gliome au pont de Varole.

Le professeur Leyden (de Kœnigsberg) cite encore plusieurs exemples de parole altérée à la suite de lésions des parties postérieures du pont de Varole et des environs des olives. Enfin, les cas parfaitement authentiques de MM. Velpeau, Lélut et Cruveilhier, mentionnés au commencement de cet article, ne peuvent guère être expliqués autrement qu'en supposant la situation du centre coordinateur des mouvements musculaires participant à la parole, derrière les hémisphères.

Il est probable que Schrœder van der Kolk avait raison de localiser le centre coordinateur de la parole dans les corps olivaires. Beaucoup de recherches anatomiques tendent à appuyer ce fait, les nerfs hypoglosse accessoire de Willis et facial se trouvant en continuité avec les olives.

On observa le fait suivant à l'hôpital Saint-Louis à Paris (2) : un individu se tira un coup de pistolet au front. La balle enleva tout l'os coronal, de sorte que les hémisphères, quoique mis à nu, restèrent intacts. Les facultés mentales ainsi que la parole ne furent pas altérées. Pendant les quelques heures que survécut ce malheureux, on pratiqua les expériences suivantes. On appuyait légèrement une spatule sur les lobes antérieurs du cerveau; la parole cessait instantanément; un mot déjà commencé était coupé

----

(1) *Berlin. klin. Wochenschrift*, 1867.
(2) *Année scientifique*, 1866.

net. Dès que la pression cessait, le malade recouvrait la parole. Cette expérience, répétée plusieurs fois, obtint toujours le même résultat. Schrœder van der Kolk (1) cite le fait d'une fracture de l'os frontal au-dessus de l'œil gauche; un long fragment d'os se pressait sur la partie antérieure de l'hémisphère gauche et occasionnait une perte de parole complète. Dès qu'on eut éloigné le fragment au moyen du trépan, la parole se rétablit promptement.

Quoi de plus facile en apparence, que de tirer une conclusion de ces deux faits ? Malheureusement, en les considérant de plus près, on s'aperçoit que les données les plus indispensables manquent totalement à ces observations. De sorte qu'une conclusion consciencieuse n'est guère possible. Il est vrai qu'à la rigueur, on pourrait expliquer la perte de la parole dans ces deux cas, par une excitation de certains appareils centraux. L'excitation des centres, à son tour, pourrait être expliquée par un moindre afflux de sang dans les parties comprimée. Avec un peu de bonne volonté, on peut développer toute une théorie ; mais... une si formidable rangée de « mais » s'élève entre les faits réels et la théorie, qu'il vaut beaucoup mieux s'abstenir d'en bâtir une qui aurait pour base des observations si peu exactes et si peu détaillées.

Le docteur Jaccoud (2) observa un cas d'aphasie qui ne présenta à l'autopsie qu'une lésion circonscrite de la substance blanche, dans le voisinage de la troisième circonvolution. La substance grise était parfaitement intacte. Il existe un assez grand nombre d'observations (11 cas) où l'altération est limitée exclusivement à la substance blanche du cerveau, et notamment, à celle qui suit immédiatement la substance grise des circonvolutions. Selon toutes les apparences, la cause de l'aphasie, dans la plupart de ces cas, dépendait de ce que les centres coordinateurs de la parole n'étaient plus soumis à la volonté. Au lieu du mot que le malade voulait prononcer, il en disait fortuitement un autre ; ou bien il ne réussissait pas à articuler un seul mot, malgré le plus vif désir et tout en conservant la mémoire des mots. Le docteur Moreau, de Tours, cite même un cas où l'aphasie ne se manifestait chez un malade, que lorsqu'il prêtait une attention particulière à ce qu'il

____

(1) *New Syd. Soc.*, vol. IV, p. 165.
(2) *Gazette des hôpitaux*, 1867, n° 58.

disait; c'est-à-dire lorsque, toute réflexion faite, il tenait précisément à dire tel ou tel mot. Mais dès que le malade s'impatientait, il recommençait à parler couramment.

Des faits semblables paraissent confirmer la supposition de MM. Parchappe et Baillarger, qu'une altération plus ou moins considérable de la substance blanche du cerveau, située immédiatement sous la substance corticale des circonvolutions antérieures, occasionne une isolation plus ou moins complète des appareils nerveux centraux participant à la parole. Selon Baillarger, cette isolation empêche les incitations motrices volontaires d'arriver aux centres coordinateurs.

Le docteur Théodore Meynert (1), qui entreprit à la suite d'un cas d'aphasie, une recherche microscopique sur la distribution des fibres des nerfs acoustiques chez l'homme et les animaux, trouva que les nerfs acoustiques atteignent en partie le bord antérieur de la fosse sylvienne. Il désigne cet endroit sous le nom de « plaine des sons » (Klangfeld). Il constate, de plus, que cette même partie de la fosse sylvienne communique avec un système de fibres disposées en arcs (*Bogensystem*). Le docteur Meynert conclut de ces faits que la « plaine des sons » constitue un des appareils centraux de la parole. Si l'on considère qu'au moyen d'une coupe pratiquée sur la fosse de Rolland (limite postérieure du lobe frontal) on sépare une partie de l'île de Reil et presque tout le corps strié du reste du cerveau, on accordera facilement que toute altération de la fosse sylvienne, de l'île de Reil, d'une partie du corps strié, ainsi que des circonvolutions adjacentes, peut influencer le centre nerveux de la parole, supposé par Meynert.

Effectivement : dans plusieurs cas d'aphasie on constata des altérations localisées précisément dans ces parties du cerveau. De plus, dans ces cas, l'aphasie dépendait souvent d'une perte de la mémoire des mots. On aurait donc quelque droit de supposer que la perte de mémoire des mots se trouve en dépendance directe avec l'altération de ces parties du cerveau. Je suis loin de supposer, qu'en nommant la jonction des fibres nerveuses du faisceau acoustique et le système de fibres arquées on énumère toutes les ramifications des nerfs dans l'île de Reil et sur le bord anté-

____

(1) *Ein Fall von Sprachstörung* (*Med. Jahrb.*, 1866, Bd. XII, p. 152).

rieur de la fosse sylvienne. Sans aucun doute, de nouvelles recherches anatomiques ne tarderont pas à prouver qu'il existe bien
d'autres systèmes pénétrant dans ces parties. Le microscope
démontrera peut-être un jour la façon dont ces fibres se terminent
à leur bout central dans certaines cellules nerveuses et précisera
la direction que suivent les conduits intercentraux, etc.

On pourra s'assurer alors par une série d'expériences, purement physiologiques, du lieu qu'occupent les centres nerveux qui
participent à la formation de la parole, et définir leur lien réci-
proque. Ce jour-là on possédera véritablement une physiologie
de la parole, et le pathologiste pourra se rendre compte bien
clairement des différentes nuances de l'aphasie, sans les hypo-
thèses et les suppositions plus ou moins ingénieuses auxquelles
on est obligé de recourir aujourd'hui. A l'heure qu'il est, on est
forcé de donner, soit une explication hypothétique, soit un récit
détaillé des moindres symptômes qui accompagnent les déviations
de la parole chez l'aphasique qu'on observe.

Nous l'avons déjà dit plus haut, et nous nous permettons de le
répéter encore une fois, notre but, en écrivant cet article, n'était
pas de présenter une *nouvelle* hypothèse, ni de développer une
théorie qui tendrait à expliquer d'une nouvelle manière tous les
cas d'aphasie passés, présents et futurs. Nous nous sommes sim-
plement borné à donner un récit aussi complet que possible des
cas d'aphasie que nous eûmes lieu d'observer.

Nous avons également tâché de mettre en évidence les faits que
nous recueillîmes au moyen d'une investigation minutieuse de nos
malades. Dans les observations qui suivent, la série des symptômes
nous permit de diagnostiquer (en procédant par système d'exclu-
sion), durant la vie des malades, une altération cérébrale d'origine
syphilitique, qui occasionne diverses formes d'aphasie.

PREMIÈRE OBSERVATION.

Dans la nuit du 7 au 8 mai 1867, je fus appelé en toute hâte
auprès de Mme A. F... tombée subitement malade.

Toute la famille de la patiente était dans un état de consternation
difficile à décrire. C'est avec peine que je me fis expliquer par les

deux fils ce qui venait de se passer : leur mère s'était mise au lit la veille bien portante, elle s'était même endormie, quand une demi-heure avant mon arrivée, elle s'est réveillée, mise sur son séant, et se tenant la tête, elle criait: « Oh! ma tête, oh! ma tête ! » puis elle s'est étendue dans son lit; depuis ce moment elle est restée couchée, immobile, sans répondre aux questions qu'on lui adressait, ne manifestant aucun signe de vie.

Entré dans la chambre de la malade, je vis, étendue immobile dans son lit, une femme d'une quarantaine d'années, maigre, pâle, la figure exprimant la douleur. Les yeux et la bouche étaient fermés.

La malade transpirait légèrement, la peau était moite, la température du corps ne paraissait pas trop élevée. Le pouls, égal aux deux poignets, était petit, facilement comprimable et donnait 95 pulsations à la minute.

Le choc de la pointe du cœur, perceptible au bord inférieur de la sixième côte, était renforcé. La matité absolue du cœur commençait au-dessous du bord supérieur de la quatrième côte et se terminait entre la sixième et la septième. Au niveau de la quatrième côte, la matité se propageait à un demi-travers de doigt à droite de la ligne médiane. Dans l'inspiration, la matité du cœur était remplacée par le son que rend le poumon à la percussion.

A l'auscultation de la pointe, les tons normaux étaient remplacés par des bruits cardiaques, et la diastole était brusquement suivie sans pause par la systole; en remontant, les bruits devenaient plus faibles ; près du sternum, entre la troisième et la quatrième côte, on distinguait deux tons, le systolique accompagné d'un faible murmure, et le diastolique plus accentué. Du côté droit du sternum, au niveau de la deuxième côte, le second bruit se dédoublait. La main appliquée sur la pointe du cœur percevait le frémissement cataire, coïncidant avec la diastole des ventricules. On ne voyait ni le battement des carotides, ni celui des veines jugulaires. 30 respirations à la minute, superficielles et faciles; les joues ne participaient pas à l'expiration. Au sommet du poumon droit, en avant, on percevait à la percussion un son presque mat, et l'on entendait parfois des râles disséminés.

L'abdomen était distendu par des gaz; le foie faisait saillie au-dessous des côtes ; la rate paraissait normale. Je pus facilement ouvrir la bouche de la malade, la langue n'était nullement chargée.

Je lui adressai quelques questions à haute voix, mais n'obtins pas de réponse; elle n'ouvrait pas les yeux et semblait ne rien sentir de ce qui se passait autour d'elle.

On pouvait aisément lui plier les mains et les jambes qui n'offraient rien de la roideur cataleptique. Mise sur son séant, elle retombait sur le dos.

Lui ayant soulevé les paupières, je remarquai que les pupilles se contractaient à l'approche de la lumière ; la sensibilité de la peau était la même des deux côtés du corps ; la malade faisait des grimaces quand je lui pinçais les mains, sans cependant les retirer, malgré la douleur assez vive que je lui causais.

L'aspect général indiquait clairement une affection cérébrale et faisait présumer que l'accès subit tenait à une perturbation des fonctions du cœur.

Je diagnostiquai une embolie cérébrale et prescrivis des compresses d'eau glacée sur la tête ; à l'intérieur : Infusion de digitale (eau 187 grammes, digitale 1 gr. 30 centigr.) avec acétate de potasse 4 grammes.

Comme la malade n'avait point eu de selles depuis quarante-huit heures, j'ordonnai un lavement laxatif.

Le même jour, c'est-à-dire le 8, je revis la malade : elle ouvrait les yeux de temps à autre, parcourait du regard la chambre ; son air n'avait rien d'hébété et témoignait plutôt la souffrance que l'absence d'esprit ; elle refermait fréquemment les yenx, semblant céder à la fatigue. Quand on l'appelait par son nom, elle regardait avec intelligence la personne qui lui parlait.

Si, fermant la bouche et enflant les joues, je lui disais d'imiter ces mouvements, elle les exécutait tout de suite sans peine ; lui disais-je de me montrer la langue, elle ouvrait la bouche aisément et tirait la langue.

Comme on l'avait soulevée en l'engageant à rester assise, elle s'efforça de garder cette position quelque temps, mais retomba aussitôt, car le moindre effort la fatiguait.

On essaya de lui plier les extrémités, en lui disant de les redresser tout de suite, elle le fit aussitôt, également vite pour les membres droits que pour les gauches.

A ma prière de me presser la main, elle me la serrait aussi fortement de l'une que de l'autre main.

Si on lui tournait la tête à droite ou à gauche elle pouvait à volonté garder cette position, ou se coucher sur la nuque.

Dès qu'on lui chatouillait la plante des pieds, où dès qu'on lui causait quelque douleur sur n'importe quel point du corps, son visage prenait aussitôt une expression de souffrance, elle retirait la main ou le pied, ou se retournait même d'un autre côté comme pour se délivrer du sentiment désagréable qu'on lui faisait éprouver ;

elle exécutait tous ces mouvements sans prononcer une seule parole, au point de faire croire qu'elle était muette.

Une fois seulement, au dire des personnes qui l'entouraient, au moment de lui administrer le second lavement, le premier n'ayant point agi, elle s'écria d'une voix haute et distincte, avec une expression de reproche : « Sachinka, Sachinka (1) ». Depuis, elle garda un silence complet ; quand on l'obsédait par trop de questions, elle soupirait profondément.

Tout cela me fut redit en présence de la malade, qui, ouvrant les yeux, paraissait écouter attentivement ce récit.

Je la priai de répéter le nom qu'elle avait prononcé ou de me dire quelque autre mot. J'attendis longtemps ; enfin, une légère rougeur couvrit son visage, et se mettant tout à coup sur son séant, elle ré-péta plusieurs fois de suite, distinctement et sans bégayer : « Sachinka, Sachinka ». Puis, épuisée de fatigue, elle se laissa tomber sur le dos.

Elle avalait facilement la potion qu'on lui donnait toutes les deux heures ; après le second lavement, elle eut deux selles copieuses.

Ayant soumis la malade à un examen plus minutieux, je remarquai sur la face externe du tibia droit, à son tiers supérieur, une cicatrice récente de la dimension d'une pièce d'un franc, recouverte de minces lamelles d'épiderme en forme d'écaille, d'un blanc jaunâtre. Cette cicatrice était enfoncée, peu mobile, d'une couleur rouge cuivré, entourée d'un large cercle bien déterminé, mais moins foncé. La peau de la jambe et celle du reste du corps était pâle, assez molle et ne présentait ni cicatrices, ni écorchures.

La forme de la cicatrice, sa couleur, son cercle, étaient si caractéristiques, que je ne pus mettre en doute une origine syphilitique. Il ne pouvait être question ni d'une lésion traumatique, ni d'un ecthyma cachectique, ni d'un lupus, car aucune de ces affections ne produit une cicatrice ainsi isolée, renfoncée, squameuse, ronde, dure et d'une couleur si déterminée. La syphilis seule laisse une cicatrice remarquable par son peu de mobilité, par son enfoncement et surtout par sa couleur spécifique.

Je me mis alors à rechercher avec soin d'autres symptômes concomitants, et à chaque nouvelle indication, l'origine de la maladie actuelle de la dame F... devenait de plus en plus évidente.

A la protubérance occipitale externe à droite, je constatai : une tumeur sous-cutanée du volume d'une noix, tumeur fluctuante, douloureuse au toucher ; la peau qui lui adhérait, était d'un rouge foncé.

____

(1) Diminutif du nom Alexandre en russe.

A gauche, un peu plus bas, à la limite du cuir chevelu, je découvris une seconde tumeur de moitié moins grande que la première, mobile, élastique et recouverte par des téguments encore sains.

Une troisième tumeur de la grosseur d'un pois, mobile et dure, se trouvait au milieu de l'os pariétal.

Au tiers supérieur de sa face externe, l'humérus gauche offrait une petite exostose, peu sensible à la pression. Les ganglions des aines, des aisselles, du cou et de la poitrine n'étaient pas augmentés de volume, ceux du coude droit étaient tuméfiés.

A l'examen des yeux de la malade, je constatai une synéchie postérieure, suite d'une iritis.

Passant au foie, je trouvai que la matité absolue commençait au niveau de la sixième côte ; à l'inspiration, la limite de la matité se déplaçait de $\frac{1}{2}$ à 1 centimètre, et s'étendait à $7\frac{1}{4}$ centimètres au-dessous.

Sur la ligne axillaire, le son mat commençait entre la septième et la huitième côte et descendait à 9 centimètres ; sur la ligne médiane, on percevait la matité sur une étendue de 5 centimètres ; à gauche de cette ligne, la matité se propageait à 3 centimètres.

La plus grande étendue de la matité était comprise entre la ligne mammaire et la ligne axillaire, et s'entendait à 16 centimètres, dont 4 inférieurs étaient moins mats. A cet endroit, le foie dépassait les côtes de quatre travers de doigt.

La ligne mammaire passait précisément par la grande incisure du foie, qu'on pouvait facilement sentir en palpant les bords de cet organe. On sentait aisément à travers les téguments de l'abdomen le bord du foie depuis la ligne axillaire jusqu'à la ligne médiane ; il était tranchant, ondulant, pouvait être facilement relevé et offrait une échancrure notable sur la ligne mammaire. Je ne pus arriver avec les doigts sur la vésicule biliaire.

La face supérieure du foie était unie, et offrait une élasticité égale (1).

Vu les adhérences, il était impossible d'introduire la main entre le foie et le diaphragme.

(1) Plus tard la malade commençant à aller à la selle chaque jour, le ventre s'affaissant, et l'albumine ayant disparu de l'urine, le foie diminua de grosseur et devint parfaitement palpable. Je sentais alors sous mes doigts, à l'incision mentionnée, une espèce d'inégalité à la partie supérieure du foie, de l'étendue d'une pièce de cinq francs. Je ne discernais pas de tubercules isolés, mais sentais bien qu'en cet endroit le foie n'était pas aussi uni que partout ailleurs (voy. les observations de MM. Bouchard et Lépine citées plus bas).

En introduisant la main sous le bord libre du foie, on pouvait constater que la partie de cet organe qui dépasse les côtes s'amincissait graduellement vers les bords, et n'adhérait que faiblement aux parois abdominales, bien qu'entre ces dernières et le foie on ne sentait pas la présence d'une portion d'intestin ou d'un liquide.

Les veines de l'abdomen n'étaient point distendues et ne se voyaient pas à travers la peau qui était très-flasque et présentait de nombreuses vergetures.

On ne percevait aucun bruit de frottement quand on faisait glisser les parois abdominales sur les bords du foie. La percussion et une pression modérée n'étaient point douloureuses.

Quoique dans le cas présent le foie ne présentât pas le signe pathognomonique d'une affection syphilitique, à savoir surface ondulée et inégale, je ne pouvais, en procédant par voie d'élimination, hésiter sur la nature spécifique de la maladie.

On ne peut admettre ici une simple hypérémie du foie provenant d'un embarras de la circulation dont était affectée la malade. Le foie n'était pas également augmenté de volume, ses bords n'étaient point renflés, il n'était pas douloureux, enfin il n'y avait pas d'ictère, qui accompagne généralement cette espèce d'affection du foie.

Les bords de cet organe que l'on sentait aisément de dessous les côtes, sa compacité, démontraient clairement que l'on n'avait pas affaire à un foie gras occasionné par l'état morbide des poumons (hépatisation au sommet et râles disséminés). Ce n'était point non plus une dégénérescence amyloïde ; cette maladie rend toujours les bords du foie obtus, en augmente le volume, ne produit pas d'adhérences avec le diaphragme, et a pour conséquence ordinaire l'ascite. La rate aussi devient plus tard le siége de la même altération.

L'absence de bosselures sur la face supérieure du foie, la possibilité de relever sans douleur les bords libres de l'organe, l'état normal des autres viscères, excluaient l'idée d'une affection cancéreuse.

Sans parler des échinocoques du foie, qui se dévoilent par des tumeurs fluctuantes sous la main, on pourrait supposer une cirrhose à la première période. Mais les femmes en général, et celles qui en particulier ne font pas usage d'alcool, comme c'était le cas de la malade (je m'en suis assuré), sont très-rarement sujettes aux inflammations interstitielles du foie. De plus l'état normal de la rate, l'absence de l'ascite, le teint caractéristique de la peau, l'état non variqueux des veines abdominales, ne permettaient pas de diagnostiquer une cirrhose.

Il ne restait donc plus qu'à admettre une affection syphilitique du foie, affection qui, commençant presque toujours par une péri-hépatite, ne tarde pas à produire des inflammations locales interstitielles (cirrhose syphilitique) accompagnées de tumeurs dans la substance même de l'organe (syphilomes) qui se forment souvent dans ses parties postérieures et deviennent par là impalpables.

On comprend maintenant aisément la forme irrégulière du foie, son augmentation de volume, ses adhérences au diaphragme; l'absence de l'ascite, de l'ictère, l'état normal de la rate, l'insensibilité de l'organe, sont les phénomènes que l'on observe dans les affections syphilitiques du foie. Enfin, les symptômes que je constatai sur les autres parties du corps ne me laissèrent plus de doute sur la nature de l'affection dont était atteinte la dame F...

En même temps on ne pouvait pas nier que l'hypérémie du foie ne dépendait en partie d'un rétrécissement de l'orifice auriculo-ventriculaire gauche.

L'affection syphilitique du foie, compliquée d'une hypérémie (1), qui empêchait peut-être de constater la présence des tumeurs gommeuses; de plus, nous avions la cicatrice d'une gomme à la jambe; des tumeurs gommeuses à différents degrés de développement à la tête; une exostose à l'humérus, des traces d'une iritis passée, un engorgement des ganglions olécrâniens; en un mot la malade était affectée d'une syphilis à la période des formations gommeuses.

A la suite de ces symptômes, il était tout naturel de se demander s'il ne fallait pas attribuer à la même cause l'affection cérébrale qui venait de se déclarer si soudainement, n'était-ce pas un syphilome de la substance même du cerveau qui occasionnait ce dérangement ?

La spontanéité du mal était l'unique circonstance qui semblait contredire cette supposition.

La malade, m'avait-on dit, se portait encore tout à fait bien la veille. Au milieu de la nuit elle s'était réveillée, en jetant des cris et se saisissant à la tête, puis elle était tombée sans connaissance, etc.

Je questionnai de nouveau toutes les personnes de la maison.

Le mari de Mme F... affecté depuis plusieurs années de paralysie

____

(1) La présence de l'albumine et des globules sanguins dans l'urine accusait un empêchement dans la circulation rénale. Il était impossible d'évaluer, même approximativement, la quantité d'urine évacuée chaque jour. Le quatrième jour on recueillit 540 centimètres cubes ; le cinquième 680 centimètres cubes. L'urine évacuée avec les selles n'entre pas dans ce compte. Les premiers cinq à six jours de la maladie l'urine avait une couleur plus foncée qu'à l'état normal; poids spécifique 1010, faible réaction acide, et contenait peu d'albumine. Le microscope découvrait peu de globules sanguins, point de cylindres fibrineux. Par la suite, l'albumine disparut, l'urine devint moins saturée et d'une densité de 1006.

progressive et bègue dès sa naissance, ne répondait que d'une manière à peine intelligible. Les deux fils de la malade, qui ne se trouvaient que rarement à la maison, et la fille, enfant de six ans, ne
pouvaient rendre un compte exact des antécédents de leur mère.

Ce ne fut qu'à l'aide de la sœur de la malade, qui se rendit près
d'elle pour la soigner, que j'ai pu recueillir les renseignements
suivants, dont l'exactitude fut confirmée plus tard par la malade
elle-même (1).

En 1860, traversant une rue, Mme F... tomba et se fit mal au coude.
A la suite de cette chute, d'après le dire des parents, sa vue commença à faiblir, et Mme F... devint sujette à de violents maux de tête,
et finit par ne plus discerner les objets placés à une petite distance.
Elle eut recours à l'oculiste Fr...s, qui la soulagea beaucoup. C'est
également à cette chute que la malade attribue les tumeurs qui se
sont formées plus tard à l'épaule et à l'humérus gauche. Elles étaient
de la grosseur d'une petite noix, douloureuses, et rendaient pénibles
les mouvements du bras. Une empirique essaya de la traiter par des
fumigations.

En 1865, sans cause apparente, tout le corps de la malade se couvrit d'une éruption tuberculeuse sans démangeaison (syphilide tuberculeuse). En même temps il se forma des tumeurs aux jambes.
La malade fut traitée pendant quatre mois par le docteur W... En
automne 1866, ces tumeurs reparurent.

La malade se traita à l'hôpital des sœurs de Charité, où on lui
prescrivit des badigeonnages à la teinture d'iode sur les tumeurs.

Pendant les derniers quatre mois, avant l'accident à l'occasion
duquel je fus appelé, Mme F... s'était plainte fréquemment de violents maux de tête. Ses forces l'abandonnaient au point qu'elle
était obligée de se coucher plusieurs fois par jour pendant deux ou
trois heures.

Le 2 mai (cinq jours avant l'accès), souffrant particulièrement de
la tête, elle prit un bain russe et s'aperçut que quelque chose

(1) Les détails suivants appris par la suite ne seront pas superflus : la malade
a eu huit enfants. En 1845, elle accoucha d'un premier fils, qui mourut à deux
mois. En 1847, elle eut une fille, morte au bout de dix-neuf jours. En 1849, un
deuxième fils, qui vit actuellement ; maladif dès sa naissance, peu développé pour son
âge, il présente un engorgement au sommet des poumons. En 1850, elle eut une fille
qui mourut au bout d'un mois. En 1852, un fils qui souffrit longtemps d'une irruption
cutanée ; aujourd'hui âgé de quinze ans, il est d'une constitution faible. En 1855, une
fille morte à l'âge de deux ans et cinq mois ; en 1857, une fille morte à cinq mois, de
la scarlatine, dit-on. En 1861, encore une fille.

d'étrange se passait en elle. Tout lui paraissait autrement qu'en réalité. Elle en fit part à son mari et à sa sœur.

Le 5 mai, elle commença tout à coup à confondre le genre des substantifs, et finit par n'employer que le genre féminin, disant par exemple, ma fils, cette verre, etc.

Le 6, elle se plaignit d'une douleur violente dans la région frontale, et continua à nommer tous les substantifs au féminin. Sa sœur lui en fit l'observation, elle se fâcha et parla de plus en plus mal.

Le 7, se plaignant encore de maux de tête, et tout en continuant de confondre les genres des substantifs, elle se mit à n'appeler toutes les personnes de la maison que du nom de son second fils « Sachinka ».

Dans la nuit du 7 au 8, elle eut l'accès décrit plus haut.

La malade n'avait jamais eu de maladies d'oreilles, ne s'était jamais plainte de douleurs au côté droit, n'eut jamais la jaunisse, seulement depuis à peu près deux ans, elle disait souffrir, à la suite d'une marche forcée, d'asthme et de palpitations de cœur. Elle n'avait jamais craché de sang, ni souffert de rhumatismes. L'appétit pendant les dernières années était faible ; et il lui arrivait souvent d'être constipée.

Tous ces renseignements nouvellement accueillis et vérifiés maintes fois dans la suite, prouvaient incontestablement :

1° Que la malade avait été infectée depuis environ huit ans de la syphilis ;

2° Que l'affection cérébrale, loin de se déclarer subitement, avait au contraire suivi une marche progressive depuis quatre ou cinq mois et fini par produire les symptômes qui s'étaient manifestés en dernier lieu.

Cette marche graduelle de l'affection, jointe à l'absence de paralysie et la pleine conservation de la sensibilité, détruisit complétement l'hypothèse d'une embolie cérébrale, que j'avais admise d'abord. Il fallut nécessairement chercher une autre cause de la lésion du cerveau.

Il était impossible d'admettre le cas extrèmement rare d'une embolie de l'artère insulaire, qui d'après quelques observateurs n'est pas accompagnée de paralysie. Le développement graduel de l'affection cérébrale, confirmé par les antécédents de la malade, exclut l'embolie artérielle à symptômes subits.

Les artères périphériques, accessibles à l'examen (celles du radius, du coude, de l'humérus, du cou et des tempes), n'étaient point endurcies (1).

____

(1) Le dédoublement du ton perçu dans l'aorte provenant probablement de la fermeture

L'aorte et ses valvules étaient intactes, ce qui permettait de supposer que les artères du cerveau n'étaient point altérées; par conséquent, selon toute vraisemblance, une thrombose des artères du cerveau n'était point admissible.

Enfin l'absence totale de cyanose, l'état normal des veines du cou, et des carotides, la respiration superficielle, l'absence de l'ascite et de l'œdème, ainsi que l'état normal des pupilles dès le commencement de l'accès, contredisaient directement la supposition d'une hypérémie veineuse du cerveau.

Sans parler d'une hypérémie artérielle du cerveau, que réfutait l'affection cardiaque (rétrécissement de l'orifice veineux gauche et insuffisance de la valvule bicuspide), on pouvait supposer une anémie du cerveau. Mais comme dès le début de la maladie il n'y avait pas de convulsions, que les pupilles n'étaient pas dilatées, que la respiration ne s'était pas ralentie, et que les symptômes ne s'aggravaient pas quand on asseyait la malade, l'hypothèse d'une anémie du cerveau ne pouvait être admise. Or, s'il est permis dans le cas présent d'exclure avec plus ou moins de vraisemblance la sclérose des artères et l'hypérémie, il ne peut être question d'une apoplexie cérébrale par épanchement de sang dans la substance même du cerveau. Les mêmes considérations ne permettent pas d'admettre un épanchement dans les membranes cérébrales. Quant à une pachyméningite hémorrhagique, ni les symptômes antécédents, ni l'état actuel de la malade (facultés intellectuelles conservées, absence de somnolence, de paralysie, etc.) ne confirmaient cette hypothèse.

On ne pouvait admettre une encéphalite simple locale non spécifique, la malade n'ayant pas reçu de coups sur la tête, n'ayant pas souffert, comme nous l'avons dit plus haut, de maladies d'oreilles, qui pouvaient avoir donné lieu à une carie des temporaux et occasionné une encéphalite consécutive. En outre, l'absence de paralysies transitoires, de contractions des extrémités, de vomissements, et de perte de sensibilité, ne permettait pas de supposer une encéphalite locale simple. Les scléroses locales de la substance du cerveau décrites par Frerichs ne pouvaient non plus être rapportées au cas présent, vu qu'il y avait absence de contorsions des extrémités et de paralysie caractéristique. Enfin l'examen ophthalmoscopique fait par M. le docteur Sokolow, ne montra aucune altération du nerf

---

non simultanée des valvules de l'artère pulmonaire et de l'aorte. Quelques jours plus tard, quand le cours du sang dans les veines s'exécutait plus librement, et que l'urine ne contenait plus d'albumine, ce dédoublement disparut entièrement pour ne plus se renouveler.

optique, mais confirma les adhérences que j'avais précédemment constatées.

Ainsi ni l'obstruction des vaisseaux du cerveau, ni un épanchement sanguin dans le cerveau ou les méninges, ni une encéphalite simple, ne pouvaient servir de cause à l'altération partielle des fonctions de cet organe.

Rien ne faisait présumer l'existence d'un cancer, d'un sarcome, d'un gliome, d'un fibrome, ou d'une hydatide. Tandis que la syphilis une fois bien reconnue, et surtout la syphilis à la période des formations gommeuses, de même que la marche de la lésion du cerveau justifiaient pleinement mon diagnostic : affection cérébrale ayant pour origine la syphilis.

Il ne restait plus qu'à définir, autant que possible, dans quelle partie du cerveau siégeait la maladie, et en préciser les lésions. Quant à la localisation du mal, les symptômes qu'offrait la malade étaient assez caractéristiques.

Tout en conservant les facultés intellectuelles et l'usage de tous les sens sans le moindre symptôme de paralysie, Mme F... *était privée de la faculté de parler selon son désir, quoiqu'elle réussissait parfois, mais non sans effort, à prononcer distinctement quelques mots qui ne traduisaient cependant pas sa pensée.*

Mécontente, par exemple, de ce qu'on lui administrait un second lavement, opération qui lui était désagréable, et qu'elle n'avait encore jamais subie, au lieu de dire à la sage-femme qui l'approchait quelques mots qui auraient répondu à la situation, elle répéta à plusieurs reprises avec humeur : « Sachinka, Sachinka », nom de son second fils, qui n'était même pas présent.

La malade me répétait le même nom plusieurs fois de suite avec diverses intonations ; il paraît que même la veille de l'accès, elle prononçait ce nom plus d'une fois, désirant dire sans doute autre chose, et se fâchait de ce qu'on ne la comprenait pas.

L'altération dans la parole que nous observions chez notre malade correspondait parfaitement à la définition que nous avons donnée de l'aphasie.

Restait à déterminer à quelle forme d'aphasie le cas présent devrait être rapporté. Les lésions du cerveau franchement limitées se rencontrent rarement ; dans la plupart des cas d'aphasie plusieurs parties du cerveau sont affectées à la fois. Aussi les symptômes de cette maladie sont-ils ordinairement très-compliqués, ce qui rend très-difficile la classification de ce genre d'affections.

La malade prononçait des mots qui ne correspondaient pas à ses pensées. Il faut en conclure : 1° que le centre coordinateur des mou-

vements indispensables à la prononciation des mots n'était pas altéré ;
2° qu'il n'était plus soumis à la volonté.

En admettant l'opinion de M. Parchappe et d'autres observateurs, ce seraient les fibres de la substance blanche sous-corticale des hémisphères servant de conducteur à l'incitation motrice volontaire qui seraient altérées. D'un autre côté, si l'on posait à la malade plusieurs questions en la priant d'y répondre par un mouvement affirmatif ou négatif de la tête, elle répondait raisonnablement aux cinq ou six premières questions ; quant aux questions suivantes, quoique son regard ne cessait d'être intelligent, elle les laissait sans réponse ou ne répondait qu'à contre-sens, semblant ne plus comprendre ce qu'on lui demandait. La même question laissée sans réponse, répétée une demi-heure ou une heure plus tard, était facilement comprise par la malade qui y répondait par un signe de tête. Il était donc clair que l'attention de la malade se fatiguait promptement, et que par conséquent ses facultés intellectuelles étaient affaiblies. Ce qui le prouvait encore davantage, c'est que la malade, qui savait lire et écrire, ne pouvait tracer une seule lettre, quoique sa main pût tenir un crayon assez fortement ; elle ne pouvait plus lire ni à haute voix, ni des yeux. On voyait clairement qu'elle avait oublié la forme des lettres, puisque tout en fixant les yeux sur les pages d'un livre qu'on lui présentait ouvert et tourné de haut en bas, elle ne parut pas s'en apercevoir, ne fit que branler de la tête négativement comme pour exprimer son entière impuissance de lire. Elle était donc relativement affectée d'amnésie.

Cette perte de mémoire se bornait-elle à l'oubli des signes de la pensée (amnémonomie), ou bien la mémoire de la malade était-elle affaiblie en général (amnésie)? Question difficile à résoudre pour le moment, vu que la malade était encore très-faible et chaque effort des facultés intellectuelles la fatiguait promptement. Cependant, comme elle comprenait facilement les questions qu'on lui posait, ce qui eût été impossible dans un cas d'amnésie complète, il était évident que la mémoire n'était pas entièrement abolie.

Plus tard j'appris par la malade elle-même, qu'elle comprenait tout ce qui se passait autour d'elle, qu'elle était seulement privée de la parole. Elle assurait n'avoir pas dès le premier moment de l'accès perdu connaissance, se rappelait parfaitement de ma première visite et l'effroi de la famille, etc. L'irritation qui la saisissait, quand on lui demandait avec instance une réponse, prouvait la persistance de l'incitation motrice volontaire ; faisant un effort, elle composait sa réponse et s'irritait de ce qu'elle ne pouvait pas l'énoncer. Lorsque dans cet état d'excitation il lui arrivait de prononcer un mot quelconque arraché par un mouvement réflexe inconscient, un mot qui ne correspondait nullement à sa pensée, elle s'en apercevait et s'effrayait de ne pas comprendre comment cela arrivait. Désespérée et exténuée de fatigue, elle fermait les yeux et retombait sur son lit.

On ne pouvait admettre que le mot qu'elle venait de dire était prononcé sous l'influence de la volonté, et qu'il ne répondait pas à la question parce que la malade avait oubliée celui qui exprimait sa pensée. Lorsque le malade oublie un grand nombre de mots, il ne peut comprendre une phrase tant soit peu longue et énoncée promptement. Il faudra la lui redire plusieurs fois avant qu'il puisse saisir la signification de chaque mot et comprendre enfin le sens de la phrase.

Si le malade comprend ce qu'on lui dit, cela prouve qu'il se rappelle du sens des mots qui font partie de la phrase. Il possède donc un certain nombre de mots, dont il se servira pour sa réponse. La plupart de ces mots échapperont immédiatement à sa mémoire, et sa réponse sera incomplète et peut-être même incompréhensible, car il y manquera tantôt un verbe ou un substantif. Toutefois la réponse contiendra quelques mots en rapport avec la phrase précédente. Il arrive quelquefois que le malade ne retient que le dernier mot de la phrase qui vient de lui être adressée, alors pour toute réponse, il se mettra à le répéter plusieurs fois de suite. Ce n'était pas le cas de la malade que j'observais. Elle comprenait facilement des phrases assez longues et prononcées rapidement, mais elle y répondait par un seul et même mot, qui n'était pour rien dans ce qu'on venait de lui dire.

Ainsi de l'examen de la malade on pouvait conclure que l'affection principale consistait : 1° dans l'impossibilité de transmettre l'incitation motrice volontaire aux centres coordinateurs; 2° dans la perte partielle de la mémoire, jointe à un affaiblissement général de l'intelligence.

Il fallait donc supposer que la lésion siégeait principalement dans la substance sous-corticale blanche du cerveau, ce qui n'exclut pas des altérations moins grandes, sous le rapport de l'étendue, dans la substance grise. En admettant, en outre, que l'altération de la substance cérébrale avait pour cause la syphilis, maladie à marche essentiellement chronique et dont les lésions peuvent se manifester dans la partie d'un organe sans nécessairement envahir l'autre moitié, on pouvait avec quelque raison supposer une lésion lente à se développer ne siégeant que dans l'un des hémisphères.

Ceci confirme d'autant plus ce que nous venons de dire au sujet de l'étendue de la lésion dans la substance blanche, en comparaison de celle de la substance grise : il faudrait, vu la marche lente de la lésion et sa circonscription probable à un seul hémisphère, que les tubes nerveux fussent détruits sur une bien grande étend e, pour rendre tout à fait impossible la transmission de l'incitation motrice aux centres coordinateurs. Le foyer principal de la maladie siégeait donc probablement dans la substance sous-corticale blanche, et ce ne fut qu'avec la progression de l'état morbide que la substance grise subit une altération. Car, si la maladie avait suivi une marche contraire, c'est-à-dire si elle avait commencé par la substance grise (cellules nerveuses) et ne s'était étendue qu'ensuite à la substance blanche (fibres nerveuses), les symptômes auraient été contraires à ceux qui se produisirent actuellement. Le symptôme principal que nous observerions alors serait un affaiblissement sensible de la mémoire et de l'intelligence, tandis que la transmission de l'incitation motrice volontaire resterait à peu de chose près normale. Une lésion limitée de la substance blanche dans un des hémisphères, ne produit quelquefois aucun trouble dans les fonctions de cet organe.

Je pouvais de la sorte exclure avec plus ou moins de probabilité l'hypothèse d'une lésion de la substance cérébrale occasionnée par une exostose intra-crânienne; supposition justifiée du reste par l'absence de douleur à l'investigation des os du crâne, et de maux de tête pathognomoniques, augmentant d'intensité vers la nuit. Le cours de la maladie ne permettait pas de supposer une pachyméningite syphilitique.

Il ne restait plus qu'à admettre ou la forme diffuse d'une inflammation interstitielle syphilitique du cerveau, ou bien un amas circonscrit de syphilomes (encéphalite gommeuse). Il n'y avait point de symptômes qui puissent déterminer d'une manière positive l'une ou l'autre forme de ces deux dernières affections. Une sclérose, un ramollissement du cerveau, aussi bien que des gommes développées en un même point de l'encéphale entraînent avec elles les mêmes dérangements fonctionnels. Mais, en me basant sur la marche générale de la maladie, et considérant que : 1° de tous les organes, le cerveau fut atteint en dernier lieu; 2° l'affection syphilitique d'un organe interne débute ordinairement par une inflammation diffuse, les gommes n'apparaissant que dans la suite ; je conclus dans le cas présent, que la maladie s'était bornée, soit à une inflammation diffuse du cerveau, soit à l'existence d'une encéphalite diffuse, compliquée de syphilomes dans le cerveau.

Après cet examen attentif de la malade, je portais le diagnostic suivant :

Syphilis dans la période des formations gommeuses, justifiée par la présence des syphilomes sous-cutanés, par l'affection spécifique du foie et de la substance du cerveau ; aphasie provoquée par l'impossibilité de transmettre les incitations motrices volontaires aux centres coordinateurs ; perte de la mémoire, causée par une encéphalite syphilitique ; enfin, une affection du cœur déterminée par l'insuffisance de la valvule bicuspidale et le rétrécissement de l'orifice veineux gauche.

Conformément à ce diagnostic, je prescrivis le traitement suivant :

Onguent gris.. 11 gr.
Onguent mercuriel double............................. 4 gr.

Diviser en huit parties égales.
Frictionner par deux paquets matin et soir.

Tous les deux jours, laver la malade avec une éponge et du savon. A l'intérieur :

Iodure de potassium................................ 4 gr.
Eau distillée.................................. 180 gr.

à prendre une cuillerée toutes les trois heures.

Je fis couper les cheveux, appliquer un vésicatoire sur la nuque que l'on pansa avec l'onguent mercuriel.

En outre, j'ordonnai une solution d'alun pour gargarisme, et une solution de tannin pour enduire les gencives deux fois par jour.

Pour ses repas la malade prenait du bouillon fort, des œufs à la coque et du lait.

Les jours suivants l'appétit s'améliora, je lui prescrivis des viandes et un petit verre de vin blanc au dîner.

On entretenait le ventre libre au moyen de lavements à l'eau tiède.

Le deuxième jour après l'accès, c'est-à-dire le 9 mai, le professeur Eck vit la malade, approuva mon diagnostic, et me conseilla de continuer le traitement.

A ma prière, ce savant professeur réitéra plusieurs fois ses visites et ne laissa pas de m'éclairer de ses sages conseils.

Le docteur Martinow, auquel je suis très-redevable pour ses visites ultérieures à la malade, assistait également à ces consultations.

Le quatrième jour (12 mai), après avoir usé 30 grammes d'onguent mercuriel en frictions, la malade se remit d'une manière sensible. Elle pouvait se mettre sur son séant, faire même quelques pas sans soutien. L'appétit augmenta, mais le sommeil était souvent interrompu ; le pouls à 80 ; les respirations de 20 à 24 à la minute ; la température du corps normale, l'urine contenait peu d'albumine. Cependant la malade éprouvait souvent de violents maux de tête, particulièrement dans la région frontale. Plusieurs fois par jour, surtout après quelques mouvements, elle se saisissait la tête en criant et restait ainsi quelques minutes sans bouger. Les questions qu'on lui adressait la fatiguaient moins promptement; elle comprenait tout et indiquait du doigt les objets dont elle avait besoin. Mais à l'exception du mot Sachinka, elle ne disait absolument rien. Les jours suivants, en continuant les mêmes remèdes, mais à dose moindre, elle fut en état de prononcer une nouvelle phrase : « Je ne puis ». Ces mots lui échappèrent dans un moment de colère, parce qu'on l'obligeait à prendre l'iodure de potassium, remède qui lui était désagréable.

Plus tard, les personnes qui l'entouraient la priant instamment de dire encore quelque chose, elle commença par répéter plusieurs fois de suite : « Sachinka, Sachinka » et « je ne puis », après quoi elle s'écria tout à coup : « je ne sais pas ». Pendant une dizaine de jours la malade ne fit que répéter ces trois phrases à toutes les questions que l'on pouvait lui poser. C'est par ces mots aussi, en leur donnant des intonations différentes, qu'elle exprimait tous ses désirs.

Pendant ce temps, les deux petites gommes de la nuque disparurent complétement. La grande tumeur diminua de moitié et devint moins fluctuante.

L'exostose de l'humérus n'était plus douloureuse, la cicatrice du tibia devint plus pâle, l'urine ne contenait plus d'albumine, les maux de tête diminuaient d'intensité, et le sommeil fut moins agité. L'appétit augmenta.

En général, elle faisait preuve de bonne mémoire; ainsi, elle se rappelait exactement du lieu où se trouvaient les objets qu'elle avait serrés plusieurs semaines avant sa maladie, se souvenait des jours de la semaine, des fêtes, etc. Elle se levait du lit assez facilement et passait quelques heures assise dans son fauteuil. La transmission des incitations motrices volontaires aux centres coordinateurs se rétablit peu à peu.

La malade put prononcer le nom de son mari et celui de ses enfants. Mais cela ne lui réussissait pas chaque fois. Ayant par exemple nommé son mari et voulant aussitôt après le répéter, elle disait « je ne puis » ou quelque autre mot. On lui répétait plusieurs fois le nom cherché, elle montrait par signes qu'elle s'en rappelait bien, et continuait pourtant à dire « je ne puis, je ne puis ».

Chaque mot nouveau était prononcé sous l'influence d'une excitation, soit à la suite d'un sentiment d'humeur, soit à la suite d'une vive joie, etc. Ayant réussi à dire quelque nouvelle phrase, elle tâchait de la répéter; ne pouvant y réussir, elle se mettait à lutter contre l'obstacle inconnu qui entravait sa parole et ne parvenait que rarement à le surmonter. Ce n'était que quelques heures après et quelquefois le lendemain seulement qu'il lui arrivait, comme par hasard, de prononcer la même phrase. Peu à peu elle redisait la phrase ou le mot cherché avec plus de facilité, et acquérait enfin la faculté de l'articuler à volonté.

Vers le 1er juin, la malade avait usé en frictions 105 grammes d'onguent mercuriel et avalé 94 grammes d'iodure de potassium.

Une légère salivation s'étant déclarée, je fis interrompre pour quelques jours l'emploi du mercure et remplaçai l'iodure par du chlorure de potassium. A cette même époque la dernière gomme de la tête avait disparu et laissait une tache rouge cuivré; l'exostose de l'humérus diminua beaucoup, le foie ne dépassait les côtes que de trois travers de doigt; à l'auscultation on percevait les mêmes bruits, mais dans l'aorte le son ne se dédoublait plus. Il y avait encore des râles au sommet du poumon droit; la malade toussait de temps en temps et crachait fort peu. L'urine ne contenait plus la moindre trace d'albumine, et l'état général était très-satisfaisant. Mme F... passait une grande partie de la journée levée, ne se plaignait ni de maux de tête, ni de palpitations, elle avait bon appétit et dormait bien.

La plupart du temps de bonne humeur, elle riait elle-même des infructueux efforts qu'elle faisait pour prononcer certain mot.

Le 3 juin, elle eut ses règles qui durèrent quatre jours. Mme F..., réglée à l'âge de seize ans, le fut depuis régulièrement toutes les quatre semaines. Les deux dernières années seulement (elle est âgée de quarante-deux ans) la menstruation n'était plus si régulière, tantôt retardant d'une semaine, tantôt venant cinq à six jours plutôt, et était moins abondante, quoique d'une plus longue durée. Cette fois le sang était plus copieux que les fois précédentes et la durée normale. Les règles se succédèrent ensuite de quatre en quatre semaines et ne duraient pas plus de cinq jours.

Le 9 juin, je repris les frictions mercurielles; vers le 17 juin, la malade en avait usé 35 grammes. Les gencives se ramollirent, l'haleine devint fétide, la malade avait de la peine à mâcher. Le mercure fut abandonné je combattis la salivation; le 26 juin, je prescrivis la solution de Fowler à la dose de six gouttes dans 180 grammes d'eau à prendre matin et soir par cuillerée à bouche, et un demi verre de lait après la potion.

A cette époque, la cicatrice du tibia pâlit entièrement, la tache de la gomme à l'occiput disparut, l'exostose de l'humérus était à peine perceptible.

La malade se portait très-bien, mais l'aphasie persistait toujours;

la mémoire s'était presque totalement rétablie, on pouvait mieux que jamais préciser la cause qui empêchait Mme F... de parler et de répondre correctement aux questions qu'on lui adressait.

Les détails suivants semblent suffisamment prouver que les conducteurs des incitations motrices volontaires étaient spécialement affectés, tandis que les autres parties du cerveau avaient conservé une intégrité relative.

Désirant un jour prendre du thé avec du citron, la malade malgré tous ses efforts ne put prononcer le mot « citron » (limon en russe). Comme il ne s'en trouvait pas sur la table, les personnes présentes ne comprirent pas ce qu'elle désirait. Enfin elle s'expliqua en indiquant dans le buffet l'endroit où l'on posait ordinairement le citron. Lorsqu'on lui eut répété ce mot, elle dit : « oui, mais je ne puis dire ».

Le lendemain, comme on lui demandait ce qu'elle voulait prendre avec le thé, elle répondit promptement «comme hier, avec du citron ». Surprise elle-même de ce qu'elle venait de prononcer un mot qu'elle ne pouvait dire la veille, elle ajouta : « qu'ai-je dit »? Tout de suite après voulant répéter le mot citron, elle ne parvint pas à le faire. Dans le courant de la journée, il lui arrivait de dire des phrases entières dans lesquelles ce mot était compris; ainsi, elle disait : « j'aime les citrons frais, je veux du citron plus aigre », mais dire « citron » séparément lui était impossible. Ce ne fut que deux jours plus tard, qu'elle put dire librement et à volonté, avec d'autres phrases ou séparément «citron ». De même tout en disant sans peine « kakoï, ta koï » (quel, tel), stakan (verre), etc., elle ne pouvait prononcer la syllabe *ka*: malgré toutes ses peines elle disait « ki, kou, ke ». Voulant l'aider, je la priai de commencer par dire « kakoï » (quel) et de se taire après la première syllabe, elle ne réussit pas, car après avoir dit «ka », je l'entendis ajouter doucement en fermant la bouche *p*, ce qui fit kap et non pas « ka ». Plus elle faisait d'efforts, moins elle réussissait, de sorte qu'une demi-heure plus tard, étant fatiguée, au lieu de « ka », elle disait « pero ».

Je puis conclure de ces deux exemples :

1° Que la malade se souvenait du mot qu'elle voulait prononcer;

2° Qu'elle désirait vivement le faire;

3° Que le centre coordinateur des mouvements indispensables à l'articulation des mots voulus était intact.

Les mouvements musculaires pouvaient s'exécuter (la malade articulait le mot « citron » à la suite d'autres mots, mais ne pouvait le prononcer séparément. Il ne lui manquait par conséquent qu'une seule chose : la soumission du centre coordinateur à la volonté.

« Voyez donc, je sais tout, je comprends tout, je ne puis parler seulement, voilà ce qui est cruel ! » disait-elle ordinairement en se plaignant de son mal. Elle commençait cependant à prononcer plus de mots, quoiqu'il lui fût encore impossible de soutenir une conversation tant soit peu longue.

Les premières cinq ou six réponses, composées de trois, quatre ou cinq mots tout au plus, étaient ordinairement dites avec facilité et correctement ; mais si elle avait à faire une réponse de quinze à vingt mots, elle s'arrêtait après en avoir dit trois ou quatre ; ces interruptions devenaient de plus en plus prolongées, et souvent elle terminait sa phrase en disant : « je ne sais pas ».

La solution de Fowler fut continuée jusqu'à la fin du mois de juillet ; la malade gagna en forces et reprit notablement ; elle faisait plusieurs fois par semaine des promenades hors la ville ; elle pouvait facilement faire un quart de lieu à pied, sans fatigue, ni palpitations de cœur, s'occupait constamment des soins de son ménage, et se sentait en général bien plus forte et mieux portante que durant les deux dernières années.

Les râles de la partie supérieure du poumon, ainsi que la toux, disparurent entièrement, mais la parole ne se rétablissait que lentement. Le raisonnement, la mémoire, la volonté, toutes ses facultés intellectuelles enfin étaient normales, mais elle ne pouvait prononcer vingt à trente mots de suite. Comme la solution de Fowler, tout en effectuant une amélioration générale, ne combattait l'aphasie que fort lentement, je prescrivis de nouveau (le 28 juillet) :

> Iodure de potassium .... 8 gr.
> Eau distillée................................... 180 gr.

à prendre par trois cuillerées par jour.

Grâce à ce remède, la parole revint plus promptement, mais il se produisit une toux sèche qui interrompait le sommeil de la malade. Le 8 août, je remplaçai l'iodure de potassium par l'iodure de fer (12 centigrammes par jour). La toux céda au bout de quelques jours ; la malade supportait facilement ce dernier remède. Voici son état actuel :

Embonpoint modéré ; teint légèrement rosé ; yeux vifs et brillants, en un mot elle présente l'apparence d'une personne bien portante.

La cicatrice à la jambe est tout à fait blanche ; la tumeur de l'humérus ne se sent plus du tout au toucher.

Les ganglions olécrâniens droits sont à peine sensibles ; plus de traces de tumeurs gommeuses à la nuque ; le foie ne dépasse les côtes inférieures que de deux doigts et demi.

La matité du cœur, limitée par la ligne mammaire gauche, dépasse à peine le bord gauche du sternum.

A l'auscultation du cœur, le premier ton est remplacé par un bruit, celui de la diastole est devenu plus faible qu'avant. De sorte qu'on peut distinguer le second ton du cœur partant des artères.

Au-dessus de l'artère pulmonaire, le second ton est renforcé ; près de la deuxième côte, du côté droit du sternum, les tons sont normaux. Frémissement cataire sensible.

Au sommet du poumon droit de temps à autre des râles ; point de toux.

La malade se sent forte et bien portante ; elle mange et dort bien ; se promène beaucoup sans fatigue ni palpitation de cœur ; facultés intellectuelles normales.

Elle peut lire, écrire et compter.

Elle comprend facilement et raisonne bien.

Son parler est parfaitement intelligible, les mots sont articulés distinctement, mais avec lenteur.

Après avoir dit une phrase de. vingt à trente mots, elle s'arrête, dit encore quelques mots, s'arrête de nouveau, ainsi de suite.

Plus elle parle, plus les moments de silence qui suivent deviennent longs.

Elle mêle encore à sa conversation des mots et des sons inutiles, prononcés automatiquement comme : « da » (oui), « tak » (ainsi), « ke », etc.

En outre, il y a un certain nombre de mots qu'elle ne peut pas prononcer à volonté.

Au bout de quelque temps, j'ai eu de nouveau recours à l'iodure de potassium dont l'usage fut très-utile à la malade.

A la fin de l'été de 1868, j'ai eu l'occasion de revoir Mme F..., qui se sentait très-bien portante ; mais la parole n'était pas si coulante qu'avant sa maladie (1).

DEUXIÈME OBSERVATION.

Le 15 juin 1867, je fus consulté par le lieutenant J. Z..., homme d'une trentaine d'années, de belle taille, d'une constitution robuste, au teint frais, remarquablement fort ; en un mot, il semblait jouir d'une santé excellente. Seulement une cicatrice au front, renfoncée,

____

(1) A l'heure qu'il est la dame F... jouit d'une excellente santé.
(Dernière communication de l'auteur.)

d'un rouge cuivré, attirait l'attention de l'observateur, et faisait soupçonner que Mars avait été maltraité par Vénus.

M. Z... m'avoua avoir eu, en mars 1866, un chancre sur le prépuce. Jusque-là il avait toujours joui d'une bonne santé, n'a pas eu la syphilis, mais eut deux blennorrhagies fort légères, dont il guérit sans traitement. Le chancre se déclara le sixième jour après un coït suspect. Le malade eut de tout suite recours à un médecin qui lui prescrivit de l'iodure de mercure en pilules, et des lotions sur l'ulcère. En quatre semaines le chancre fut cicatrisé, et laissait un endurcissement notable. Le malade continua à prendre les pilules et, vers la fin d'avril, il eut encore des rapports sexuels. Le lendemain même, il se forma un nouvel ulcère au frein qui en fut percé. Des cautérisations répétées à la pierre infernale et l'application de charpie imbibée d'un liquide non spécifié amenèrent la cicatrisation de l'ulcère. Au commencement de mai, tandis que le malade suivait encore le traitement mercuriel, tout son corps se couvrit d'une roséole syphilitique. En même temps il se forma dans plusieurs endroits des papules qui se recouvrirent plus tard de croûtes.

A l'apparition de l'exanthème, le médecin fit remplacer le mercure par l'iodure de potassium ; vingt-quatre jours de ce traitement ne firent pas diminuer l'exanthème ; on fit au malade des frictions mercurielles et en quinze jours la roséole disparut, laissant des taches à peine visibles qui s'effacèrent complétement par la suite.

M. Z... se crut guéri et cessa tout traitement. Au bout de quelques semaines, sans avoir eu de rapports sexuels, il eut une balanite qui céda facilement aux remèdes externes. Pendant tout l'hiver 1866/67, Z... se porta bien, ne suivait aucun traitement, et se croyait complétement rétabli. Mais vers la fin de mars il eut sur le front, à droite, un bouton, qui, pressé à plusieurs reprises, finit par sécher et se recouvrir d'une croûte fort tenace, que Z... arracha. La croûte se reforma, et fut encore enlevée par le malade ; en même temps la déglutition devint plus douloureuse et la voix voilée. Le malade commença à éprouver des douleurs rhumatismales (comme il le disait) à la nuque, aux pieds, aux mains, à la poitrine, maux qui s'aggravaient à l'approche de la nuit. Il eut encore recours au médecin qui l'avait soigné précédemment ; celui-ci ne trouvant pas dans tous ces symptôme une syphilis bien déclarée, prescrivit des gargarismes astringents, des cautérisations de la gorge au nitrate d'argent et à l'intérieur de l'acide muriatique dilué.

Il faut remarquer que Z... avait servi dans la marine trois ans avant sa maladie, et que pendant tout le temps des navigations il couchait dans une cabine, où il contracta de violents rhumatismes à l'épaule gauche et à la nuque. Ces douleurs, quoique souvent renouvelées, cédaient facilement aux remèdes externes; du reste, elles n'inquiétaient plus le malade depuis qu'il avait quitté la flotte.

Les maux de tête, malgré les remèdes indiqués par le médecin, devenaient de plus en plus violents. Il souffrait d'insomnies, ce qui l'entretenait dans un état d'irritation continuelle et lui occasionnait un malaise général. En même temps il commença à s'apercevoir que sa jambe droite s'engourdissait. Cette sensation, qui se renouvelait d'abord rarement et se dissipait promptement, par la suite se répéta fréquemment et devint à la fin permanente.

Z... souffrant de plus en plus de maux de tête et de bourdonnements dans les oreilles, s'adressa au professeur Botkine, qui, après un examen attentif, conseilla des frictions mercurielles et la décoction de Zittmann. Ces avis ne furent point écoutés; le médecin qui traitait le malade se contenta de lui appliquer un vésicatoire sur la nuque, ce qui soulagea les maux de tête pour quelques jours; les douleurs reprirent ensuite avec plus d'intensité. Le caractère du malade en fut affecté, de gai et communicatif qu'il était, il devint morne et taciturne, évitant la société et surtout les longues conversations. Il sentait, disait-il, une certaine langueur, une répugnance particulière à former des phrases un peu longues. Il bégayait même légèrement, surtout lorsqu'il lui arrivait de dire quelque mot difficile ou peu usité. Enfin, dans les derniers jours de mai, il eut, sans cause apparente, l'accès suivant : toute la moitié droite du corps devint tout à coup paralysée, le côté droit du visage s'abaissa, c'est avec peine que le malade put mouvoir le bras et la jambe droite ; il perdit à peu près connaissance. Il ne comprenait qu'imparfaitement ce qui se passait autour de lui ; ne prononçait mot. Lorsqu'il voulait dire quelque chose, il articulait des mots incohérents. Ce premier accès ne dura qu'un quart d'heure. La paralysie cessa, le visage se remit, les facultés mentales se rétablirent et le malade put parler librement. Pendant tout l'accès, il sentait un léger frisson, qui se dissipa avec les autres symptômes. Au bout de deux jours, l'accès se renouvela. Quelques jours plus tard il eut deux accès en vingt-quatre heures, dont le premier ne dura qu'un quart d'heure, et le second survenu deux heures plus tard environ une heure. Après ce dernier accès le malade, pendant quelques jours, ne put marcher en ligne droite ; il déviait toujours sur la droite. Au bout de cinq jours, il eut un nouvel accès qui dura une demi-heure. L'accès suivant survint quelques jours plus tard.

Dès le commencement de ces accès, les maux de tête se concentrant dans la région frontale et à la nuque, devinrent insupportables.

Le désespoir s'empara du malade, qui, souffrant autant de corps que d'esprit, croyait devenir fou.

Ne trouvant aucun soulagement dans les remèdes externes prescrits par son médecin, M. Z… recourut à moi. Il faut ajouter que, dès le commencement de ces accès, Z… perdit tout désir de rapport sexuel et n'eut plus d'érections. A l'examen du malade, je constatai : Au côté droit du front, une cicatrice ronde, renfoncée, de la dimension d'une pièce de 50 centimes, d'une couleur caractéristique. Les cheveux de la partie antérieure de la tête étaient entièrement tombés dans plusieurs endroits, et devenus très-rares dans d'autres. La cicatrice du premier chancre sur le prépuce était tout à fait molle, et à peine perceptible ; celle du second, au frein, était plus visible.

La surface antérieure de l'humérus droit présentait, à son tiers supérieur, une tumeur de la grosseur d'une noisette, qui n'adhérait ni aux tissus, ni à l'os, et n'était pas douloureuse à la pression ; la peau qui recouvrait cette tumeur avait conservé sa couleur normale. Depuis environ un mois, le malade s'aperçut de cette tumeur lorsqu'elle était de moitié moins grosse. Les ganglions des aines, quoique mous au toucher, étaient tuméfiés et disposés en chapelets ; ceux des coudes et de la surface postérieure du cou, étaient également tuméfiés, et durs au toucher.

Les amygdales étaient fortement augmentées de volume.

Sur la paroi postérieure du pharynx, en déprimant fortement la langue, on apercevait du côté droit un ulcère rond, de la dimension d'une pièce de 20 centimes, en voie de cicatrisation. La surface du crâne ne présentait ni exostoses, ni renfoncements ; le malade se plaignait d'une douleur à la bosse frontale gauche, douleur que l'on pouvait reproduire en pressant modérément sur ce point. En outre, le malade se plaignait de pesanteur et de douleur constantes dans la tête, qui, vers la nuit, devenaient insupportables. Le bourdonnement des oreilles semblaient avoir diminué dans ces derniers temps. Il entendait des deux oreilles le tic-tac d'une montre, à la distance d'un mètre. Bien qu'il pût mouvoir sa jambe droite, et qu'elle ait conservé sa sensibilité, il y éprouvait un engourdissement et un fourmillement continuels. Lorsque le malade essayait de fermer les yeux et de lever le pied gauche, il s'apercevait qu'il ne pouvait se tenir sur le pied droit aussi fermement qu'il pouvait le faire sur le pied gauche, en relevant le pied droit. La main droite, dont il prenait facilement une aiguille, les yeux toujours fermés, lui paraissait être plus froide que la main gauche, ce qui n'était pas, en réalité. Les mouvements du bras droit n'étaient point gênés ; la force musculaire point affaiblie ; les muscles de toute la moitié droite du corps conservaient leur sensibilité et leur contractilité électrique. La moitié droite du visage n'était point abaissée, le malade n'y sentait rien d'anormal. La vue également bonne des deux yeux.

Z... faisait le récit de sa maladie par saccades, prononçant quelques phrases très-rapidement, et trainant d'autres avec une lenteur singulière. Il s'arrêtait parfois comme pour prendre des forces, avant de dire certains mots. Du reste, toutes ces défectuosités de la parole ne se remarquaient de prime abord, que parce que le malade lui-même y faisait attention.

Tels étaient les symptômes de la maladie, car, à l'examen des autres parties du corps, je ne constatai aucune lésion.

Le choc de la pointe du cœur se percevait dans le cinquième espace intercostal, entre le bord externe de la poitrine, et la ligne mammaire. La matité du cœur commençait dans le troisième espace intercostal, ne s'étendait pas au delà de la ligne mammaire, à gauche et à droite, et était limitée par le bord gauche du sternum. A l'inspiration, la limite de la matité se déplaçait. Les bruits du cœur, au sommet et à la base, étaient normaux. Dans l'aorte, on ne percevait aucun bruit. Les artères accessibles à l'examen, ne présentaient pas de sclérose ; pouls régulier, soixante-quinze pulsations à la minute ; assis, le malade faisait dix-huit inspirations à la minute ; à l'auscultation et à la percussion, les poumons furent constatés parfaitement sains. La matité absolue du foie commençait sur la ligne mammaire droite, à la sixième côte, et sur la ligne axillaire à la huitième ; le foie ne débordait point les côtes, et l'on ne pouvait pas en palper les bords. Je constatai la matité de la rate, dans le neuvième espace intercostal ; on ne pouvait pas la toucher, même au moment d'une profonde inspiration. L'urine n'offrait point de dépôt, ni d'albumine. L'appétit était bon, selles peu régulières ; — dans les derniers temps, le malade a souffert de constipations.

Ainsi, on voit que M. Z... n'a eu d'autres maladies que la syphilis, et quelques douleurs rhumatismales, passées depuis longtemps. Ce sentiment anormal qu'éprouvait le malade dans le bras et la jambe, les accès d'hémiplégie de toute la moitié gauche du corps, la contractilité électrique des muscles conservée, cet embarras croissant de la parole avec dérangement dans les fonctions intellectuelles, ayant pour résultat le changement de caractère du malade ; — tous ces symptômes démontraient une lésion centrale du cerveau, provenant à son tour d'une affection syphilitique.

On ne pouvait admettre, dans le cas présent, un rhumatisme de la tête. Les douleurs se manifestèrent d'abord la nuit ; puis

tout en augmentant d'intensité, les douleurs devinrent intolérables la nuit ; elles ne rendaient pas pénibles les mouvements des
muscles frontaux et temporaux ; ne se déplaçaient pas ; n'occasion-
naient aucun mouvement fébrile, étaient sans tiraillement ni élan-
cement, et s'étaient déclarées en même temps que les autres symptômes d'une syphilis constitutionnelle ; — de semblables douleurs
ne ressemblaient nullement à celles dont se plaignent les malades
dans les cas de rhumatisme ordinaire. M. Z..., qui lui-même avait
souffert du rhumatisme, comme je l'ai dit plus haut, établissait une
grande différence entre les douleurs de sa première maladie, qui
cédaient généralement à la chaleur, et celles qu'il éprouvait aujour-
d'hui, que ne pouvaient calmer ni la chaleur, ni le froid.

D'un autre côté, on ne pouvait non plus supposer une névralgie
de la première branche du nerf trijumeau ; à la pression, la douleur était localisée à la bosse frontale, qui ne présentait pas les
points douloureux caractéristiques ; et quoique, pendant les exacerbations nocturnes, la douleur se répandit sur toute la tête, l'arcade
sourcilière gauche, et la tempe, en étaient exceptées. Il n'y avait
également point de rougeur de la conjonctive oculaire, ni de lar-
moiement, etc.

Les maux de tête augmentant d'intensité vers la nuit, ayant précédé les accès parétiques dans la moitié droite du corps ; la douleur
limitée à la région frontale gauche, et augmentant d'intensité à la
pression de la bosse frontale gauche, — tous ces symptômes favo-
risaient la supposition d'une exostose sur la surface interne de l'os
frontal.

La périodicité des accès, qui au premier abord pouvait réfuter
mon hypothèse, était accompagnée, en réalité, de symptômes qui
ne faisaient que confirmer davantage mon diagnostic. L'engourdissement de la jambe, qui avait précédé les accès, devint de plus en
plus permanent ; il s'y joignit un continuel tintement des oreilles.
Ces symptômes, au lieu de disparaître après les premiers accès, se
compliquèrent d'une sensation *continuelle* de froid à la main ; les
accès suivants ne firent qu'augmenter tous ces symptômes.

Enfin le changement de caractère du malade, son élocution de-
venant de plus en plus vicieuse, dont il s'apercevait lui-même, tous
ces faits démontraient qu'une rémittence parfaite de tous les symptômes morbides n'avait pas lieu ; — rémittence qui, suivant plusieurs
auteurs, accuse une tumeur qui se développe lentement dans la
substance même du cerveau indépendamment de l'intégrité des os
du crâne et des méninges. La marche rapide de l'affection cérébrale,
et l'époque récente de l'infection syphilitique (quatorze mois), indi-

quaient plutôt une exostose à développement rapide, qu'une tumeur gommeuse à développement lent.

Considérant la compression qu'exerçait la tumeur sur le cerveau comme cause des accès et des symptômes que j'avais lieu d'observer, je résolus de combattre la maladie par un traitement énergique, autorisé par l'état général de M. Z...

Je prescrivis la liqueur forte et faible de Zittmann à la dose de trois quarts de litre par jour de chaque. A la suite de diverses circonstances, le malade ne put entreprendre le traitement avant huit jours. Dans ce laps de temps il eut un nouvel accès, qui dura près d'une heure. Enfin le 22 juin, il commença sa cure. Le premier temps, il eut jusqu'à dix selles par jour. Les maux de tête n'avaient point diminué d'intensité.

Le 25 juin, étant surexcité dès le matin, il vomit la décoction. A quatre heures de l'après-midi, après dîné, il eut un accès. Ayant visité le malade immédiatement, je constatai l'état suivant : l'angle droit de la bouche était un peu abaissé ; la bouche fermée, les deux joues ne s'enflaient pas également. Lorsque le malade tirait la langue, elle se portait un peu à gauche ; le goût sur le côté droit de la langue paraissait un peu émoussé. Le malade prononçait distinctement les lettres *b* et *p* ; pouvait froncer les sourcils, fermer l'œil droit ; il mâchait sur le côté droit, et avalait facilement ; la luette n'était point inclinée à gauche. L'épaule droite était un peu plus basse que la gauche ; de la main droite le malade amenait au dynamomètre Mathieu 45 degrés et de la main gauche 60 degrés. Quand le malade marchait sans y prendre garde, il déviait constamment à droite, mais en faisant attention il pouvait suivre la ligne droite. De la jambe droite le malade amenait au dynamomètre 30 degrés et de la jambe gauche 40 degrés. Le malade restait de préférence couché sur le dos, quoiqu'il pouvait facilement se lever, marcher, et s'asseoir.

L'expression de la figure du malade, à la suite de l'hémiplégie droite, était étrange, sans toutefois manquer d'intelligence. Il ne comprenait pas toujours de prime abord ce qu'on lui disait. Aussi, il a fallu lui répéter et même lui montrer plusieurs fois de suite ce que l'on entendait par marcher en ligne droite. Aux diverses questions qu'on lui posait, il répondait en prononçant distinctement par monosyllabes : « oui », « non », « c'est ça », quoique pas toujours à propos, ce dont il s'apercevait tout de suite, mais ne pouvait se reprendre et trouver le mot correspondant à sa pensée. Dès qu'on lui disait ce mot, il le répétait aussitôt. Il ne disait pas de phrases composées de plusieurs mots, cependant il pouvait répéter correctement et lentement tous les mots qu'on lui disait. Il prononçait difficilement les mots composés de plusieurs syllabes, comme *métachromotypie*, etc. ; il ne les disait pas sans s'arrêter, ou bien oubliait quelques syllabes, ou quelquefois ne pouvait pas du tout les prononcer. Il ne répondait pas tout de suite aux questions composées de plusieurs phrases un peu longues, désirant qu'on répétât ce qu'on venait de dire, ou bien il donnait pour réponse immédiate le dernier mot prononcé, imprimant à sa voix diverses intonations affirmatives ou négatives selon le sens de la phrase.

Il avait oublié les noms de ceux qui l'entourait, se souvenait avec beaucoup de peine de son nom et prénom. Il ne savait plus lire. Tournant dans tous les sens un livre qu'il lisait une heure avant son accès, il examinait attentivement les lettres tantôt de côté, tantôt de bas en haut, et disait avec étonnement : « j'ai oublié ». Il ne pouvait plus écrire. Prenant une plume, il voulait signer son nom et son rang. Il forma promptement les deux premières lettres *Po*, puis au lieu de mettre *routchik*, ce qui signifie *lieutenant*, il mit *bhrr*. Il ne pouvait même pas copier correctement le mot *poroutchik*. Malgré tous ses efforts, il ne parvenait qu'à reproduire « pordchik, porkoutchik ». En outre l'écriture du malade se modifia ; au lieu d'être belle et régulière comme avant l'accès, elle devint incertaine, semblable à celle des enfants qui apprennent à écrire ; il copiait aisément les lettres séparées, mais elles ne lui réussissaient pas mieux sous le rapport de l'écriture. Il avait également oublié la forme des chiffres, quoiqu'il en ait retenu la valeur, selon les apparences. Ainsi il répétait après moi 10, 8, 6, etc., et montrait sur les mains le nombre correspondant de doigts. Mais au lieu de 10, il écrivait 312 ou 4527, etc. Le malade n'avait cependant pas complétement perdu la mémoire. Il se souvenait de l'endroit où il serrait son linge ; que son lavabo se trouvait dans la troisième chambre de sa chambre à coucher. En lui énumérant les jours de la semaine, je le priai de nommer le jour suivant, il dit dimanche, ce qui était effectivement vrai. On voulut lui faire accroire que l'année courante était 1866, il hocha négativement la tête et montrait sept doigts à la main. Il se souvenait aussi qu'il prenait la décoction depuis quatre jours, qu'il avait eu un chancre il y a deux ans. Sa mémoire pour la musique était relativement bonne : ainsi quand on lui fredonnait quelque motif d'opéra, il le reprenait immédiatement, mais il était incapable de trouver lui-même un air.

La mimique ne paraissait pas modifiée ; à ma prière, il montrait volontiers comme on joue de la trompette et comme on bat du tambour.

On voyait qu'il souffrait de violents maux de tête, car il appliquait constamment la main au front et répétait : « mal, mal, » mais expliquer où il souffrait et ce qu'il éprouvait lui était impossible.

Après une heure de conversation, l'attention du malade se fatigua, il ne suivait plus des yeux son interlocuteur, et graduellement ses réponses se limitèrent au mot : « mal », qui ne répondait nullement à la question.

Dès le commencement de l'accès le pouls était à 80, la respiration de 18 à 20 par minute. L'urine, évacuée trois quarts d'heure avant l'accès, analysée le même jour, offrait une couleur d'ambre, une réaction faiblement acide, sans dépôt, ne contenait ni albumine, ni sucre, et avait une densité de 1006. La quantité moyenne d'urine observée pendant trois jours s'évaluait à 1300 centimètres cubes par jour. Le malade avait l'habitude de boire peu généralement. Le cœur, les poumons, le foie, la rate, les organes de la vue, de l'ouïe et du toucher n'offraient aucune lésion et ne différaient en rien de ce que j'avais constaté il y a dix jours.

Les phénomènes de compression du cerveau, comme je l'ai dit plus haut, à la suite d'une exostose syphilitique siégeant à la partie supérieure de la lamelle interne de l'os frontal, s'étaient donc manifestés par une légère parésie de tout le côté droit du corps, et par l'aphasie, tenant à l'oubli des mots ou mieux à l'oubli des mouvements musculaires indispensables à la prononciation des mots. Le malade sentait, pensait, désirait transmettre sa pensée par des paroles, et de tous les mots de sa pensée qu'il cherchait à prononcer, il ne pouvait se souvenir que d'un seul : « mal » qu'il réussissait à prononcer, grâce au secours des centres coordinateurs des mouvements musculaires. Il voulait ajouter encore quelques mots pour compléter sa pensée, mais ces mots, il les avait oubliés. On devinait sa pensée, et quand on lui disait : la tête vous fait mal, il répétait : la tête me fait mal.

La perte de la mémoire nous prouvait que l'activité d'une certaine quantité de la substance grise corticale du cerveau était abolie, toutes les fonctions intellectuelles du malade s'en ressentaient essentiellement ; aussi l'attention du malade se fatiguait-elle très-vite.

Vu le dégoût qu'éprouvait le malade pour la décoction de Zittmann, je changeai le traitement. Je prescrivis à l'extérieur : frictions mercurielles d'après la méthode de Sigmund ; à l'intérieur, iodure de potassium ; à la nuque, un vésicatoire; badigeonner le front avec de la teinture d'iode. Le soir même, je vis le malade sans constater de changement.

Le 26, 27, 28, il se trouvait dans le même état. Le vésicatoire fut pansé à l'onguent mercuriel; la teinture d'iode sur le front, et les autres médicaments n'amenèrent aucun soulagement sensible aux maux de tête. Les compresses d'eau froide que le malade appliquait sur la tête le rafraîchissait sans calmer ses douleurs qui l'empêchaient de dormir.

En augmentant graduellement la dose de l'iodure de potassium, le malade atteignit vers le 2 juillet celle de 3 3/4 de grammes. Point d'iodisme, le malade supportait bien la dose prescrite. A partir de ce jour les maux de tête se calmèrent, le malade put dormir quelques heures pendant la nuit, l'appétit reprit. La mémoire des mots revenait, le malade se souvenait de son nom, et il put lire trois ou quatre mots de peu de syllabes.

Le 6 juillet, l'état du malade s'était sensiblement amélioré, les maux de tête diminuèrent d'intensité. A partir de ce jour je suspendis les frictions mercurielles, ainsi que l'usage de l'iodure de potassium. Je prescrivis :

Bromure de potassium...................... 3 gr. 3/4.
Eau distillée.............................. 180 gr.

deux cuillerées par jour.

Le 9, au soir, le malade se sentait si mal qu'il voulut me voir. Mais il ne put dire que les mots : « là-bas, vite, donne ». Une demi-heure se passa ainsi en vains efforts pour exprimer son désir. Personne ne le comprenait. Irrité et sentant que ses efforts inutiles ne faisaient qu'aggraver ses maux de tête, il se tut et se mit au lit. Ce fut alors que les personnes qui l'entouraient se doutèrent que son état empirait, et devinèrent son désir. Je me rendis en toute hâte auprès du malade, que je trouvai presque dans le même état que le 25 juin.

Il répétait continuellement « mal », se plaignait de violents maux de tête, d'incapacité de lire trois mots de suite, de fatigue à la moindre tension d'esprit, etc. J'ordonnai de nouveau l'iodure de potassium à la dose de 3 3/4 de grammes par jour, ainsi que les frictions mercurielles.

La nuit suivante le malade dormit quelques heures. Au bout de deux jours, les maux de tête diminuèrent d'intensité, et le malade se rappelait plus facilement des mots.

Vers cette époque, je priai le professeur Eck de visiter mon malade. A la consultation, nous résolûmes de continuer le traitement prescrit.

Le 16 juillet, le malade lisait couramment une page, écrivait correctement son nom, mais n'était pas encore en état d'écrire quelques lignes suivies. Les maux de tête se calmèrent si bien que le malade put dormir neuf heures de suite. Le tintement des oreilles diminua d'intensité. De la main droite, le malade amenait au dynamomètre 50 degrés et 33 degrés du pied.

Il pouvait énoncer des phrases de cinq à six mots, et comprenait tout ce qu'on lui disait sans faire répéter. Cependant c'était avec beaucoup de peine qu'il fit une addition et une soustraction de cinq chiffres. A la fin de ces exercices, le malade, qui connaissait parfaitement les mathématiques, se trouva si fatigué qu'il fut obligé de se reposer une demi-heure. Il faut encore remarquer que lisant couramment à haute voix et comprenant ce qu'il lisait, il disait ne pouvoir lire pas plus d'une page par jour tant son attention se fatiguait promptement.

A la suite d'un usage persévérant de l'iodure à dose moindre et des frictions, l'état du malade s'améliorait graduellement. Le 25 juillet, il eut une légère salivation qu'on fit cesser facilement, et le 28 on reprit les frictions mercurielles.

Quelque temps après, le malade s'irrita à la suite de contrariété, ce qui eut une très-mauvaise influence sur son état général. De sourdes douleurs s'annoncèrent dans la tête; 100 pulsations à la minute, le soir il eut un peu de fièvre. L'iodure de potassium fut suspendu, et je prescrivis une infusion de digitale.

Le malade se calme au bout de deux jours; je repris l'iodure de potassium.

Vers le 17 août, le malade avait usé en frictions 150 grammes de mercure et pris à l'intérieur près de 105 grammes d'iodure de potassium.

La santé de M. Z... se rétablit parfaitement. Il parle tout à fait librement; les mots lui sont complétement revenus à la mémoire. Il peut lire, écrire, compter, aussi facilement qu'avant sa maladie. Plus de trace de l'hémiplégie droite. Les maux de tête, et le bourdonnement dans les oreilles ont complétement disparu. La cicatrice du front a pâli, à la place de la tumeur gommeuse de l'épaule droite, on sent un épaississement presque imperceptible. Les ganglions du cou et des coudes sont mous au toucher et ont diminué de moitié. Aucune douleur à la pression de la bosse frontale gauche; les érections reparurent.

En général, Z... a un peu maigri, les gencives sont un peu ramollies et il éprouvait de temps à autre une sensation de froid dans les doigts de la main droite.

Le 20 août, recommença son service militaire.

Il vient souvent me voir, et aujourd'hui 15 septembre il jouit d'une santé parfaite.

Je crois nécessaire d'ajouter que jusqu'au commencement d'octobre, l'état de santé de M. Z... n'a subi aucun changement. La sensation de froid dans la main droite diminuait de plus en plus, et enfin disparut complétement.

Le 2 octobre, à la séance de la Société des médecins russes, j'exposai l'histoire de mon malade.

Le 6 octobre, M. Z... vint me voir et je lui constatai une dilatation de la pupille de l'œil droit.

L'examen le plus scrupuleux des nerfs sensitifs et moteurs du côté droit de la tête, de la face, du tronc, et des extrémités, donna un résultat négatif. Le côté gauche du corps était également normal. Plus de céphalalgie, facultés intellectuelles et parole normales.

On pouvait diagnostiquer, vu la dilatation modérée de la pupille de l'œil droit, que le malade était menacé d'une paralysie de la branche du nerf oculo-moteur (racine motrice du ganglion ciliaire) et précisément de cette branche seulement, car le malade n'était pas affecté de diplopie, les mouvements du globe oculaire et de la paupière supérieure s'exécutaient librement. Je prescrivis l'iodure de potassium; la pupille se rétrécit graduellement. Le 1er novembre, quand je présentais le malade, qui eut la complaisance de m'accompagner, à la séance de la Société des médecins russes, la différence entre les deux pupilles était à peine visible. Z... voyait également bien des deux yeux, ne prenait plus d'iodure de potassium et jouissait d'une bonne santé.

Au printemps 1868, M. Z... se maria. Il prit un embonpoint très-considérable et jouit pour le moment d'une excellente santé.

TROISIÈME OBSERVATION.

Au printemps de l'année 1864, je fus consulté par M. G.., jeune homme de vingt-six ans, de taille moyenne, maigre et d'une santé délicate. Sujet à la fièvre et aux indigestions surtout, il craignait de contracter la syphilis. Malgré toutes les précautions, vers la fin de l'année 1862, après un coït non infectant, comme l'affirmait plus tard le malade (1), G... eut sur le prépuce un ulcère, sur la nature duquel les médecins consultés par G... ne se trouvaient pas d'accord. Les uns, prétendant que c'était un chancre, proposèrent le traitement mercuriel; les autres, affirmant qu'il n'y avait point de chancre, prescrivirent l'huile

____

(1) La femme fut examinée au spéculum, et le médecin, dit-on, l'a trouvée saine.

de foie de morue. En présence de cette divergence d'opinions G..., d'un caractère craintif, résolut de ne prendre ni mercure, ni huile de morue, mais suivit les conseils d'un paysan expérimenté en pareilles matières (le malade se trouvait à la campagne). Il se mit à cautériser l'ulcère avec de la couperose et à boire une macération d'herbes non spécifiées. Trois semaines de ce traitement suffirent pour amener la cicatrisation de l'ulcère, à la place duquel il se fit une induration. Pendant deux mois, G... jouissait d'une santé comparativement meilleure.

Au mois de mars 1863, il prit froid et eut la fièvre. A la même époque il se forma des abcès dans la gorge ? la voix devint sourde et voilée, et des douleurs rhumatismales s'emparèrent des extrémités. Ne prêtant pas beaucoup attention à ces douleurs, les attribuant au refroidissement ou à quelque écart de régime, M. G... passa trois mois dans un état de malaise presque continuel. Enfin en juin, il se décida à partir pour la Crimée afin d'y mettre à profit la saison des bains de mer.

Après les premiers bains tout son corps se couvrit de pustules, la voix redevint voilée, et la déglutition fut pénible. G... quitta l'établissement des bains et se rendit en toute hâte à Odessa où les médecins, à sa plus grande terreur, lui constatèrent tous les symptômes d'une syphilis constitutionnelle. On lui prescrivit le traitement mercuriel sublimé en pilules. A l'insu de son médecin, G... prit un nombre de pilules supérieur à celui que comportait l'ordonnance, observa une diète rigoureuse, ne sortait plus de sa chambre où il lisait continuellement quelque traité de syphilis.

G... se rendit aux bains de boues de Sakki, en Crimée.

Faible, épuisé, démoralisé, G... revient en septembre dans sa terre, où il commence à prendre de l'iodure de potassium à la dose de deux cuillerées par jour pendant deux mois :

> Iodure de potassium............................   4 gr.
> Eau.......   ....   180 gr.

Pendant ce temps il paraît que le malade n'eut pas d'accidents syphilitiques, mais éprouvait continuellement des douleurs à la racine du nez, et dans la voûte palatine, qui selon son dire allait s'écrouler. Ayant lu quelque part que la vaccination pouvait faire manifester la syphilis dans le cas où elle serait à l'état latent, G... se fit vacciner pendant un mois soixante fois. Aucune trace de syphilis ne s'étant manifestée ni sur la peau, ni sur les membranes muqueuses, G... eut recours à un autre bon réactif, selon son expression ; il prit de l'iodure de fer à dose progressive (de 6 à 36 centigrammes par jour), pendant quinze jours sans succès. G... se rendit à Pétersbourg; en route, il consulta un médecin spécialiste, qui lui déclara, après un examen attentif, qu'il n'avait jamais eu de véritable syphilis.

Bercé de cette douce illusion, G... arrive à Pétersbourg dans l'intention de s'y donner du bon temps, car depuis neuf mois il ne voyait plus de femmes et ne buvait plus de vin. Les mois de février et de mars se passèrent en excès de toutes sortes, et surtout en excès vénériens. Mais vers le milieu du mois d'avril, après quelques nuits consécutives passées sans sommeil, G... se sentit fort mal et vint me consulter.

Il se plaignait surtout d'une grande faiblesse dans les jambes, ne pouvait plus rester debout, ni monter à cheval, ni danser. De plus, les dix derniers jours il n'avait plus d'érections. Les derniers coïts étaient accompagnés de vives douleurs dans toute la verge, s'étendaient jusque dans la région lombaire. En même temps G... sentait une pesanteur continuelle dans la région frontale, devint très-distrait, oublieux, et perdit tout à fait le goût de la lecture à haute voix, ce qu'il aimait beaucoup auparavant. En outre, il remarquait que dans les derniers temps, les mouvements de la langue s'exécutaient avec plus de difficultés. Aussi, il était incapable de prononcer plusieurs fois de suite le nom Zinaïde, ce mot se transformait chez lui en Zinda. Après un repos de quelques minutes, il prononçait ce nom correctement, mais bientôt après il retombait dans la même faute. Des conversations un peu longues, surtout les discussions, le fatiguaient très-vite. Irrité, il bégayait et prononçait souvent la lettre *n* pour *m* et réciproquement. Les personnes qui ne connaissaient pas G... avant sa maladie, ne s'apercevaient guère de ce défaut de prononciation, et moi-même, qui ai entendu l'exposition détaillée de sa maladie, je n'ai pas remarqué de prime abord cette confusion de lettres qu'il commettait en parlant.

A l'examen du malade, je constatai les faits suivants : sensibilité excessive le long de la colonne vertébrale; faiblesse des extrémités inférieures surtout du côté droit ; douleurs au périnée à la moindre pression. On voyait sur les bras et les jambes des taches provenant de la vaccination.

La cicatrice de l'ulcère du prépuce était peu visible et non dur au toucher. Les ganglions cervicaux postérieurs étaient augmentés de volume.

Des sangsues à l'anus, des compresses d'eau froide et des frictions à la glace le long du rachis, diminuèrent l'hyperesthésie du dos. Le malade supportait difficilement les frictions d'eau froide.

Sous l'influence de ce traitement la faiblesse dans les jambes ne diminua pas, et les érections ne se renouvelèrent point.

Vu l'épuisement du malade, les bruits anémiques que je constatai dans les carotides, j'ordonnai l'iodure de fer et des badigeonnages à la teinture d'iode sur la colonne vertébrale, des bains de siége depuis 20 degrés Réaumur à 10 degrés. Quinze jours de ce traitement n'amenèrent aucun soulagement favorable; les jambes faiblissaient toujours. Pendant quinze autres jours je remplaçai sans succès le fer par des pilules de nitrate d'argent et de quinine. Quelques vésicatoires volants le long du rachis ne changèrent rien à l'état du malade.

G... demeura convaincu qu'il était atteint de tabes dorsalis, conséquence des excès vénériens auxquels il s'était livré dans ces derniers temps, et surtout de l'onanisme qu'il avait pratiqué dans son enfance, vice auquel il attribuait en grande partie son état actuel. Fermement persuadé de la véracité de ce diagnostic qu'il avait porté lui-même, G... insistait sur l'usage de l'électricité et des bains de mer.

Il quitta subitement Pétersbourg pour chercher du soulagement à ses maux à l'étranger. En Allemagne, il se traite par la faradisation. Puis il fait un voyage de deux mois dans le midi de la France aux bains de mer; revient à Paris, où il emploie de nouveau la faradisation. Peu après il abandonne ce mode de traitement pour essayer de l'hydrothérapie : il s'enveloppait dans des couvertures, prenait des bains de vapeur, des bains hydrofères et des bains aromatiques. Comme médication interne, on lui prescrivait alternativement de l'arsenic, du fer, de la strychnine, de la conicine; le tout sans succès. La maladie s'aggravait.

Au commencement de l'hiver 1864, la face se couvrit d'une éruption, que le médecin prend pour une syphilide et prescrit l'iodure de mercure. Les pustules se sèchent au bout de trois semaines. G..., effrayé par la lecture d'une brochure excentrique du docteur Joseph Hermann, refuse net toute espèce de traitement mercuriel. Au commencement de mars de l'année 1865, il revient en Russie.

Passant quelques jours à Saint-Pétersbourg, il me pria de venir chez lui, non point pour me consulter, car il se croyait incurable, mais pour lui préciser combien il lui restait encore de temps à vivre. C'est du moins ainsi qu'il s'expliquait dans son billet autographe. Cette lettre, que j'ai conservée par hasard, était écrite d'une main tremblante et mal assurée. Les grandes lettres inclinées dans tous les sens étaient, comme on pouvait le voir, formées par une main faible et tremblante. Quelques mots étaient défectueusement écrits, et la lettre *m* était fréquemment remplacée par *n*.

Je trouvai G… dans un état déplorable. Il avait beaucoup maigri, avait un teint terreux, et était presque devenu chauve. Parésie du côté droit. Il faut cependant remarquer qu'il avait les mouvements assez libres à la main droite : ainsi, il mangeait, tenait une plume et pouvait se moucher de la main droite ; tandis qu'il traînait la jambe droite en marchant et était incapable de se tenir sur la jambe gauche sans aide. Mais ce qu'il avait de plus frappant, c'était son langage. En me voyant entrer il quitta son fauteuil, fit quelques pas vers moi et dit d'une voix chevrotante : « aamm ». Il tremblait de tout son corps, et fût infailliblement tombé, si son domestique n'était accouru à temps pour le mettre dans son fauteuil. Le domestique, qui se trouvait depuis quelques années au service de G…, m'expliqua que son maître avait fréquemment de ces accès qui se passaient au bout de dix minutes ; que ces accès apparurent la première fois il y a deux mois, et que dans les derniers temps, ils se renouvelaient à la moindre émotion occasionnée soit par la joie, la frayeur ou le mécontentement. En effet, au bout de dix minutes, le malade, qui était assis la tête penchée sur la poitrine et les yeux fermés, trembla moins, releva la tête, ouvrit les yeux, me regarda fixement et fondit en larmes.

Quand il se fut calmé, on lui apporta un crayon et du papier, et il écrivit ses courtes réponses. D'abord, il formait les lettres avec peine, et écrivait souvent b au lieu de d ; k au lieu de n ; puis il se mit à écrire plus vite et avec moins de fautes. L'écriture était la même que celle dont il m'avait déjà donné un spécimen. Pendant une demi-heure, il ne prononça pas une seule parole, et écrivit toutes ses réponses. Puis, aux questions que je lui posais, il répondait « aamm », et écrivait : oui ou non. Il était incapable de répéter un mot prononcé à haute voix, même un mot commençant par « aamm » comme ami (1). De même, il ne pouvait prononcer ce qu'il avait écrit lui-même. Il appelait Kam, son domestique, du nom de Jacques, mais il ne pouvait prononcer la lettre k séparément. Quelquefois, voulant interrompre celui qui parlait, il disait promptement « moum » « maoum », mais ne pouvait dire ou tout seul. Par la suite, quand le malade fut soulagé, il disait qu'il lui semblait faire avec la langue et les lèvres divers mouvements, prononcer des mots différents correspondants à sa pensée. Ce n'est qu'en prêtant une grande attention aux sons qu'il émettait, et en voyant l'étonnement de son interlocuteur, qu'il s'apercevait de son langage défectueux. Outre les sons « aïe » « Kam », « maoum », le malade disait certains jours « mou »

____

(1) Avant sa maladie, G… parlait couramment le français et l'allemand.

au lieu de « nou ». Quand il riait, il commençait par dire distinctement « ba, ba ». Le seul mot qu'il prononça correctement en ma
présence, fut le mot « merci », et encore, ne fut-ce pas sans peine.
Avant d'y parvenir, il fit des pieds et des mains des gestes d'impa-
tience, tendit les lèvres et enfin parvint à prononcer « merci ».

Le frère du malade, que l'on fit venir à l'étranger pour ramener
M. G... en Russie, me communiqua qu'il y a trois semaines, il
prononçait avec beaucoup moins de difficulté le mot « merci », et
qu'en outre, il pouvait dire « oui » « bien ». Le voyage lui fut pré-
judiciable ; — il y avait des journées entières où il ne prononçait
pas un mot. Aujourd'hui, comme le fait remarquer son frère, le malade parle mieux que pendant le voyage, mais moins bien qu'il y a
trois semaines. Le peu de mots qu'il pouvait prononcer, il l'em-
ployait à propos. Il ne disait jamais « merci » pour dire « oui », etc.
De même les mots « aeu », « moum », etc., avaient chacun leur signification, qu'il ne confondait pas.

Les facultés intellectuelles et la mémoire du malade ne paraissaient
pas trop affectées. Il calculait bien, exécutait les quatre règles de l'a-
rithmétique, et se souvenait fort bien de la manière dont il avait passé
son temps à Saint-Pétersbourg, il y a un an ; enfin, il se proposait
de partir pour sa terre dans l'intention d'y mettre ordre à ses affaires,
et de passer le reste des jours qu'il lui restait à vivre dans le sud de
la Crimée. Il pouvait lire, mais bien moins facilement que naguère.
Il était obligé de se reposer après chaque page, et ne lisait pas plus
de deux feuillets par jour.

Après sa guérison, G... me dit qu'en parcourant les livres qu'il avait
lus pendant sa maladie, il s'apercevait qu'il y avait omis plusieurs
passages, qu'il avait en général peu ou mal compris ce qu'il avait
lu, et dans un tout autre sens. Il m'assurait aussi, qu'en faisant ses
calculs il n'agissait pas à bon escient, et n'était nullement convaincu
de la justesse des opérations d'arithmétique qu'il exécutait. Tout se
faisait, suivant son expression, comme par habitude.

La main formait les chiffres, disait-il, et je regardais. « A chaque
instant, je craignais que les chiffres ne réussissent plus, et que je sois
obligé de les former après avoir réfléchi, ce dont je me sentais
incapable. » Il se figurait encore que 10-3 n'était point 7, comme il
l'écrivait, mais bien tout autre chose, il ne pouvait s'expliquer pourquoi plutôt 7 qu'un autre nombre. Dans le cas de grand doute, il
vérifiait ses calculs au moyen de ses doigts, ou bien par des points
et des barres qu'il traçait sur un bout de papier. Du reste, ce degré
d'affaiblissement des facultés mentales ne se manifesta que vers la
fin de la maladie, quand il disait lui-même : « encore un peu, et je

deviendrai fou ». Il devint de plus en plus impatient, capricieux, et évitait toute société; très-impressionnable, la moindre contrariété lui faisait venir les larmes aux yeux. Les dernières semaines de son séjour à l'étranger, il les passa dans sa chambre, ne voyait personne et pria même le médecin de ne plus venir le voir.

A l'examen attentif du malade, je constatai : sur le front et sur le cuir chevelu des cicatrices de syphilide ; sur les fesses et sur la face postérieure des cuisses, des croûtes foncées, entourées d'une auréole rouge. Les croûtes, sur les cuisses, étaient épaisses et coniques; sur les fesses, elles étaient minces et légèrement déprimées au centre. Les croûtes étaient tombées dans plusieurs endroits, et l'on découvrait des ulcères de la dimension d'une pièce de 50 centimes. Ces ulcères étaient ronds, assez profonds, à bords taillés à pic, et présentaient un fond gris sale. Un ulcère semblable, quoique plus considérable, siégeait sur la face externe de la jambe droite. Au dire du malade, cet ulcère débuta par un bouton qui se recouvrit bientôt d'une croûte. La nuit, il enlevait involontairement la croûte, ce qui contribua à l'élargissement de l'ulcère. En outre, les trois orteils du pied gauche étaient altérés.

L'ongle du gros orteil n'était pas entièrement affecté, la partie malade (la plus étendue) était séparée de la partie saine, par un liséré bien prononcé; elle commençait un peu plus haut que la lunule, était très-épaisse, d'un gris foncé, et présentait une surface rugueuse. L'ongle du second orteil était épaissi en entier, moins uni et d'une couleur foncée ; les deux angles étaient douloureux à la pression. Le malade entendait mal de l'oreille gauche, éprouvait continuellement une sensation de pesanteur dans la tête, et surtout à la nuque.

Parfois, il se plaignait de palpitations de cœur, quoique je n'aie constaté aucune altération dans cet organe, ni dans les artères. Les maux de tête devenaient si intenses à l'approche de la nuit que G... ne pouvait dormir. — L'appétit devint capricieux; constipation. Point de mouvement fébrile. Urine normale.

En présence de cet ecthyma syphilitique profond, de l'onyxis, des cicatrices d'une ancienne syphilide, enfin en présence des antécédents du malade, je ne pouvais mettre en doute, un seul instant, que M. G... ne fût affecté d'une syphilis constitutionnelle invétérée. Mais il restait à résoudre une autre question d'une plus grande importance : l'aphasie et l'hémiplégie droite dépendaient-elles d'une altération syphilitique siégeant dans le cerveau, ou bien l'affection cérébrale s'était-elle manifestée en dehors de l'infection spécifique ?

Jusqu'à cette époque (1865), je n'avais pas encore eu, comme plus tard, l'occasion d'observer l'aphasie à la suite d'affection syphilitique; aussi étais-je très-réservé dans mon diagnostic.

Quoique d'un côté, l'état normal du cœur, des vaisseaux, l'absence de cause traumatique et de fièvre, l'époque de l'apparition et la marche de l'affection cérébrale, et les symptômes concomitants, eussent beaucoup plaidé en faveur d'une affection syphilitique du cerveau; — d'un autre côté, cette crainte continuelle, cette inégalité dans le caractère, et en partie les excentricités auxquelles, d'après le dire de son frère, M. G... s'était livré, ces excès de toutes sortes, précédant sa maladie, cette marche peu commune de la paralysie, se manifestant d'abord avec le plus de netteté dans la jambe, et de là, s'étendant à la moitié droite du corps; — cette surdité de l'oreille gauche, ces accès accompagnés de tremblements, pouvaient faire supposer une simple affection cérébrale non spécifique, une encéphalite limitée.

Néanmoins, je déclarai au malade qu'il avait d'abord à se guérir de la syphilis, que tout portait à croire qu'avec la disparition des symptômes syphilitiques et l'amélioration de l'état général, l'aphasie et les phénomènes paralytiques s'amoindriraient d'eux-mêmes, et finiraient par disparaître complétement à la suite d'un traitement régulier, soit hydrothérapique, soit de faradisation, car le malade professait jusqu'à présent une grande confiance dans l'efficacité de ces deux modes de traitement.

Je lui conseillai de consulter des médecins s'occupant spécialement des maladies du cerveau. M. G... se refusa obstinément à ma proposition, étant fortement convaincu de ne pouvoir jamais guérir. Il ne voulut prendre du mercure sous aucune forme, disant qu'il ne voulait pas s'empoisonner. Rien ne put résoudre le malade à se soumettre à mes prescriptions. Il eut un nouvel accès à la suite de l'instance que mettait son frère à le persuader de suivre mon conseil. La-dessus, je quittai le malade.

A ma seconde visite, je vis que G..., imbu des théories antimercurielles du docteur Joseph Hermann, ne connaissait pas la composition de la liqueur de Zittmann, quoiqu'il eût bien entendu dire qu'on administrait ce remède après le traitement mercuriel, dans le but de faciliter l'élimination du métal. Aussi, lui conseillai-je d'essayer la liqueur; après bien des hésitations, il consentit et promit de suivre mon conseil une fois dans sa terre, aussitôt que la saison le permettrait. Je lui prescrivis la décoction, lui fis les recommandations nécessaires, et quittai G..., qui partit bientôt pour son bien.

Dix-huit mois plus tard, je rencontrai le frère de G..., qui m'apprit que le malade était complétement rétabli. Les deux premières semaines qui suivirent son arrivée dans sa terre, me dit son frère (et plus tard le malade lui-même), G... ne prit aucune médecine, et son état allait en s'aggravant : la jambe droite se paralysa presque entièrement, il ne prononçait plus que le mot « kam »; il se forma un ulcère au menton. C'est dans cet état qu'il résolut d'avoir recours à la décoction.

Après avoir pris la liqueur pendant une semaine, il remarqua que la plupart des pustules sur les fesses perdirent leurs croûtes, quelques ulcères se cicatrisèrent, et quoique le malade ait eu de huit à douze selles par jour, l'appétit revint. Il suspendit l'usage de la décoction pendant un jour, et la reprit avec ferme confiance en son efficacité.

Pendant douze jours, il prit 720 grammes de liqueur forte toutes les vingt-quatre heures. Les gencives enflèrent, ce qu'il attribua à l'élimination du mercure sous l'influence de la décoction, et reprit de nouveau la médecine après un repos de six jours.

A cette époque, tous les ulcères sur le corps disparurent; les mouvements dans la jambe droite devenaient plus libres, — et surtout la parole revint peu à peu.

Vers la fin du traitement, on lui prescrivit l'iodure de fer, et lui conseilla de s'envelopper dans des draps mouillés.

En septembre 1865, le malade pouvait librement parler, marcher, monter à cheval; en un mot, — il était bien portant.

Je vis G..., il y a de cela quelque temps; il était de passage à Saint-Pétersbourg et se rendait à Paris, non plus pour se traiter, mais pour voir l'Exposition de 1867. Il avait pris de l'embonpoint, et paraissait bien portant.

Il prononçait correctement tous les mots, et la construction de ses phrases était régulière. On remarquait cependant quelque chose d'étrange dans sa manière de parler, qui était plus lente; chaque mot, qu'il prononçait très-distinctement, était suivi d'une courte pause, comme les personnes qui veulent se déshabituer du bégayement. Ce défaut ne s'apercevait pas au premier abord; les personnes qui connaissaient G... avant sa maladie, pouvaient seules remarquer ce changement. Il sentait qu'à la moindre accélération de la parole il commençait à bégayer et à traîner certains mots.

Les facultés intellectuelles lui revinrent complétement. Il pouvait lire, travailler, et vaquer à ses occupations tout comme avant sa maladie. Plus de trace de l'hémiplégie droite; point de surdité de l'oreille, les érections revinrent. (Aujourd'hui G... est affecté d'un écoulement blennorrhagique.) De toute la maladie, il ne lui reste que des cicatrices d'une couleur pâle, traces des syphilides passées.

Dans les trois cas que nous venons d'exposer, les dérangements fonctionnels du cerveau étaient accompagnés d'accidents manifestes d'une syphilide dite invétérée.

Les tumeurs gommeuses et les exostoses de la Ire observation, les tumeurs gommeuses et la cicatrice d'une couleur spécifique de la deuxième observation, enfin l'ecthyma syphilitique dont était affecté le malade de la troisième observation, tous ces symptômes concomitants ne laissent aucun doute sur la nature spécifique de l'altération. Il est évident que ces malades avaient la syphilis à la période dite des formations gommeuses, période dans laquelle les organes internes sont fréquemment affectés.

Les signes anamnestiques rapportés dans ces trois observations démontrent, s'il est permis de s'exprimer ainsi, la succession graduelle des phénomènes syphilitiques. D'abord des ulcères primitifs (deuxième et troisième observation), ensuite des syphilides légères (dans toutes les trois observations), puis enfin toutes les formes d'une syphilis invétérée : tumeurs gommeuses, exostoses, syphilides profondes, etc.

D'un autre côté, nous avons pu voir que les malades n'étaient affectés d'aucune autre diathèse, qu'ils n'avaient ni cancer, ni sarcome, ni autre hétéroplasie; grâce à un traitement actif mixte (iode et mercure) dans les deux premiers cas, et de fortes doses de la liqueur de Zittmann, j'obtins des succès éclatants.

Sous l'influence de ces remèdes, l'activité intellectuelle des malades se rétablit, l'aphasie de même que les phénomènes paralytiques disparurent; les malades, en un mot, recouvraient la santé.

Sous ce rapport, l'histoire de madame F... offre un certain intérêt. D'une constitution faible, épuisée par de longues souffrances, affectée d'une circulation vicieuse due à une maladie de cœur, elle se remit sensiblement grâce à l'usage du mercure et de l'iode administrés à haute dose. Il y eut non-seulement résorption des tumeurs gommeuse et des exostoses, mais même la circulation s'exécuta plus librement. Les symptômes d'une altération dans la circulation veineuse (albumine dans l'urine) diminuent et finissent par disparaître; le volume du cœur droit s'amoindrit, et le bruit produit par le passage du sang à travers la stegnose de l'orifice veineux gauche faiblit, comme si avec la résorption des tumeurs il y avait en même temps diminution de volume des produits qui rétrécissaient l'orifice auriculo-ventriculaire. Il est probable, presque certain dans le cas donné, que l'affection du cœur tenait à la même cause que les tumeurs gommeuses, les exostoses, etc.

Il faut remarquer que cette amélioration constatée dans la circulation, commencée sous l'influence du mercure et de l'iode, continua avec lenteur, mais graduellement pendant six mois (depuis mai jusqu'à novembre). La malade, affaiblie considérablement par l'usage de 3 grammes 3/4 d'onguent mercuriel par jour, reprit en force et en embonpoint (1), et put enfin faire deux verstes à pied sans se fatiguer, ce qui ne lui était guère possible un an avant sa maladie.

Les symptômes concomitants, les antécédents des malades, le résultat heureux d'un usage persévérant du mercure et de l'iode sont des preuves irrécusables que dans les cas présents l'affection cérébrale avait une origine syphilitique, et que l'aphasie chez nos trois malades s'était développée à la suite de la même cause. Cependant on peut m'objecter que, puisqu'il n'y a pas eu d'autopsie, on ne peut guère insister sur l'existence d'une affection syphilitique du cerveau.

Certes l'autopsie, dans un grand nombre de cas, peut nous apprendre la nature de l'affection qui fit succomber le malade et les différences que présentent certaines lésions. Un foie caractéristiquement altéré par la syphilis, un morceau de la substance cérébrale affectée de gomme, pourront déterminer à l'instant, et sans plus d'information, la nature syphilitique de la maladie.

Mais il n'en est pas toujours ainsi : il n'est pas rare de voir des autopsies habilement pratiquées ne donner aucune solution au sujet d'une lésion d'origine syphilitique, lorsqu'on manque complétement de données anamnestiques et de renseignements sur le traitement subi par le malade, etc. Par exemple, il est à peu près impossible de décider, rien qu'à un examen macro- ou

---

(1) Plusieurs médecins ont remarqué le prompt rétablissement des forces, chez les personnes atteintes de syphilis, sous l'influence d'une cure mercurielle. Autant que j'ai pu observer ce fait par moi-même, je l'ai surtout vu se produire chez les individus faibles et épuisés, qui ne s'étaient point traités du tout, ou qui avaient peu employé de mercure . Dans le compte rendu que j'ai imprimé il y a environ trois ans sur le traitement de la syphilis par les fumigations mercurielles, j'insistai principalement sur ce fait que je confirmai d'observations très-probantes.

microscopique, sans autres données, si l'hyperplasie du tissu conjonctif et l'atrophie consécutive des fibres musculaires tiennent à un rhumatisme, à une cause traumatique ou à la syphilis. Au contraire, chacun sera prêt à admettre une origine de ce dernier genre dans le cas de contracture d'un membre quelconque chez un ancien syphilitique, contracture qui aurait promptement cédé à un traitement mercuriel. Souvenons-nous enfin des paroles de Virchow.

« Les altérations de la substance du cerveau sont très-nom-
» breuses; mais il est prouvé que dans les paralysies d'origine
» syphilitique, les autopsies, jusqu'à présent, n'ont souvent donné
» que des résultats négatifs (1). »

Pour ce qui concerne l'altération de la parole, les observations rapportées nous offrent l'exemple de trois formes diverses d'aphasie.

Dans le premier cas, la malade sentait tout, se souvenait de tous les mots, savait en composer des phrases qu'elle voulait prononcer, mais ne pouvait mettre en jeu l'appareil qui sert à modifier les divers sons de la voix en paroles articulées. Cet appareil était cependant intact. D'autres incitations indépendantes de la volonté pouvaient le faire fonctionner, les mots pouvaient être articulés d'une voix haute et distincte. Ainsi les conduits qui servent à transmettre la volonté aux centres coordinateurs étaient seuls affectés. Le centre restait normal.

Nous voyons tout autre chose dans la IIe observation. Le malade comprenait chaque mot qu'on lui disait. Une suite de mots qu'il entendait éveillait dans son esprit une série d'idées et de représentations. Mais dès qu'il voulait fixer ces idées qui effleur- saient son cerveau, afin de les énoncer, il ne pouvait y réussir. Les mots ne se formulaient pas; l'appareil modificateur des sons, quoique parfaitement intact, ne recevait pas les incitations habi- tuelles et bien déterminées.

Les voies par lesquelles les incitations de la volonté pouvaient être transmises à cet appareil coordinateur étaient également intègres. Il ne manquait au malade qu'un seul élément, la mémoire de la sensation des mouvements musculaires qui accompagnent

(1) Virchow, *Constit. Syphilis*, p. 129.

l'articulation des mots; les mots ne se formaient donc pas dans
son esprit, il était par conséquent aphasique, rien que par la perte
de la mémoire des mots. Il se souvient même, jusqu'à présent,
des désirs qu'il éprouvait pendant sa maladie sans avoir pu les
exprimer par des mots. Ainsi, il me parlait un jour de la sensation
pénible qu'il avait éprouvée, lorsque, pendant un de ces accès, il
voulait me voir et ne pouvait l'expliquer à son domestique. Il
avait oublié tous les mots nécessaires pour exprimer son désir,
qui était cependant si vif, que, ne se voyant pas compris, il en fut
très-vivement affecté. Sa mémoire a donc fidèlement gardé le
souvenir de ce désir, ainsi que la peine qu'il avait ressentie de ne
pouvoir être satisfait.

L'état du troisième malade était moins fâcheux : il pouvait exprimer ses pensées et ses désirs par écrit; les mots et les phrases se
formaient dans son esprit avec facilité; le désir bien déterminé
de les prononcer se transmettait au centre coordinateur, qui, sous
l'influence de cette incitation, commençait à fonctionner, mais
fonctionnait d'une manière défectueuse; la série des mouvements
combinés, nécessaires à l'articulation des mots, ne se produisait
pas, et l'activité du centre coordinateur se traduisait seulement
par des sons monotones et uniformes. La coordination était altérée
et, par conséquent, l'articulation normale des mots devenait
impossible. L'aphasie dépendait d'une affection de l'appareil
nerveux coordinateur des mouvements musculaires concourant à
l'articulation des mots. De prime abord, la différence entre l'aphasie du premier et du troisième cas ne semble pas très-marquée.
Dans l'un comme dans l'autre, les malades comprenaient les mots
mais ne pouvaient pas les prononcer.

Cependant, un examen plus attentif nous montre une différence
immense. Mme F..., objet de la première observation, malgré tous
ses efforts, ne pouvait prononcer le mot voulu, et ce n'était que
sous l'influence d'une grande excitation à laquelle, pour ainsi dire,
participait tout son être, qu'il lui échappait le seul mot bien articulé « Sachinka ». Dans le troisième cas, au contraire, le moindre
désir de G... suffisait pour le faire pousser un « a a a » prolongé,
quoique parfaitement inintelligible. Or, il est impossible d'admettre que le malade voulait précisément dire « a a a », car tout
en émettant ce son il traçait le mot qu'il voulait dire.

Dans le premier cas, la malade ne pouvait pas répéter à volonté le mot qu'elle avait une fois prononcé, tout en étant capable de l'articuler involontairement, comme nous l'avons vu à propos du mot « citron ». Le malade de la troisième observation pouvait répéter tant qu'il voulait son « Kap », et il ne lui échappait jamais des mots bien articulés qu'il ne puisse répéter ensuite à volonté. Dans ce dernier cas, le mot correctement formé se transmettait facilement au centre coordinateur qui, sous l'influence de cette incitation, devenait actif à son tour. Le défaut de la parole tenait à ce que cette activité n'était pas normale. Au lieu d'un mot bien articulé, l'activité du centre nerveux se manifestait par des mouvements musculaires mal combinés, qui produisaient des mots incomplets, comme « met, moum », etc.

Dans la première observation, le centre coordinateur n'était pas altéré, les mots étant toujours bien articulé. Mais cette coordination ne se trouvait pas aussi intimement liée à la volonté que la parole normale l'exige. Les incitations de la volonté ne parvenaient pas jusqu'au centre coordinateur, vu l'altération des conducteurs. Il est probable donc que dans la première observation, la lésion qui produisit l'aphasie, se bornait aux fibres nerveuses de la couche sous-corticale des lobes antérieurs du cerveau. Dans la troisième observation, la lésion occupait les régions postérieures du cerveau, dans la proximité des corps olivaires.

Tout en différant énormément par les symptômes essentiels, ces trois formes d'aphasie présentent quelques traits communs. Les facultés intellectuelles des trois malades étaient relativement affaiblies; ce symptôme était à son maximun chez le malade affecté d'amnémonomie, et au minimum chez celui dont les centres coordinateurs étaient seuls altérés. A l'état de convalescence, lorsque le premier se ressouvenait déjà de la valeur des chiffres, il ne put qu'à grand'peine faire la moindre addition ou soustraction, et encore, en ressentait-il une lassitude extraordinaire. Tandis que le dernier, au plus fort de sa maladie, étant à peu près incapapble de prononcer une parole, faisait sans fatigue des calculs ordinaires et lisait même un peu pour se distraire. Cette différence dans l'affaiblissement des facultés intellectuelles de ces deux malades s'explique en partie : chez le malade affecté d'amnémonomie, d'après les données susmentionnées, l'altération occupait les lobes antérieurs et commençait à la superficie de la substance grise corticale. D'un autre côté nous savons quel est le point qu'occupe le centre coordinateur de la parole.

Il faut remarquer que dans ces trois cas il y avait affaiblissement relatif de la mémoire, qui se manifestait surtout dans l'oubli de la valeur des mots. Ce symptôme était surtout prononcé chez le malade affecté d'amnémonomie. Il priait fréquemment de lui répéter la question qu'on venait de lui adresser, afin de se rappeler tous les mots qu'elle contenait. Dans les deux autres cas, les malades convenaient eux-mêmes, après leur rétablissement, que pendant la période la plus intense de leur maladie, ils ne comprenaient pas la signification de certains mots et ne se ressouvenaient de leur valeur que dans la suite. Ainsi G..., en reprenant les lectures qu'il avait faites pendant sa maladie, s'aperçut qu'il n'avait pas bien compris quelques passages, précisément parce qu'il avait oublié le sens de plusieurs mots.

Il ne me reste plus qu'à faire une dernière observation. Dans la majorité des observations décrites par différents auteurs, les malades, au lieu de répondre à la question qu'on leur adressait, ne disaient que quelque juron. Souvent, tout leur discours se bornait aux jurons. Le docteur Gardner, qui insiste spécialement sur cette particularité des aphasiques, essaye même d'en donner une explication. Il dit que les mots n'échappent ordinairement à ces malades que sous l'incitation motrice involontaire, d'une façon automatique par suite de l'habitude. Comme les jurons appartiennent à la catégorie des mots, qui, n'ayant pas de sens déterminé, se disent quelquefois par habitude, ou pour donner plus d'énergie à certaines phrases; il est clair qu'un individu qui jurait et disait de gros mots en se portant bien, ne fera que jurer devenu aphasique. Des trois malades que j'ai eu occasion d'observer, et dont j'ai rapporté l'histoire détaillée, aucun ne jurait. Or, en admettant que l'explication du docteur Gardner soit juste, il s'ensuit qu'aucun de mes malades, quand il se portait bien, ne se permettait de jurer pour rendre son discours plus expressif. Une semblable bienséance, de la part de mes aphasiques, contredit l'opinion très-répandue qui accuse mes compatriotes d'être amateurs de gros mots.

J'ai déjà dit que le but de cet article était d'indiquer les diverses formes d'aphasie qui accompagnent les affections syphilitiques du cerveau. Je me suis permis de faire remarquer que c'est précisément la diversité de ces formes d'aphasie, que les observateurs avaient souvent négligée. En effet, dans les nombreux écrits sur la syphilis cérébrale, il ne se trouve que peu d'observations plus ou moins précises où le groupe de symptômes, connus sous le nom d'aphasie, dépendait des affections syphilitiques de la substance du cerveau ou des méninges. J'ai réuni autant que possible les observations de ce genre, en y ajoutant une description sommaire des cas d'aphasie syphilitique publiés pendant ces trois dernières années. Ce petit travail pourra faciliter les recherches ultérieures sur les différentes formes d'aphasie syphilitique.

Avant d'entrer dans l'exposition des cas d'aphasie syphilitique que j'ai pu recueillir dans différents auteurs, je trouve indispensable d'énumérer les noms divers qu'on prête aux déviations de la parole, que j'ai désignées sous le nom général d'aphasie.

Alalie (1) (Franck, Sauvage, Coullin, Jaccoud et autres); aphasie (Trousseau); aphémie (Broca et Chauveau); aphrasie, disphrasie, paraphrasie, disaphasie, paraphasie, dislalie, paralie, aphthongie, diphthongie, paraphthongie (Fleury, Kissen et autres); amnésie (Aberl); *amnesia verbalis* (Lorda, Moreau); amnémonomie (Piorry); anarthrie (Leiden); lalophégie (Lichtenstein); ataxie de la langue (Schultz). D'autres auteurs se servaient du nom d'alexie et d'agraphie pour désigner des accès semblables à l'aphasie. Dans les observations qui précédèrent le célèbre débat sur l'aphasie à l'Académie de médecine de Paris, on désignait souvent sous le nom de *paralysie* du nerf hypoglosse les altérations de la parole, connues maintenant sous le nom général *d'aphasie*. Enfin, dans certains cas cités plus bas, les symptômes d'aphasie s'expliquaient par un genre de bégayement particulier. On les prenait encore pour un commencement de mutisme causé par la paralysie, sans toutefois spécifier cette paralysie.

Quelques mots encore sur la littérature de la syphilis du système nerveux.

(1) Voyez Fleury, *Gaz. hebdomad.*, nᵒ 15, 1865 (*Mémoire sur la pathogénie du langage articulé*). Voyez *Rapports sur l'aphasie* dans *Canstatt's Jahresbericht*, années 1865 et 1866.

Sans approfondir la question de priorité parmi les auteurs sur le sujet qui nous occupe, sans décider, par conséquent, si c'est Ulrich Van Gutten (1) en 1519, ou bien enfin, Read (2) en 1837, comme il cherche à le prouver dans la dernière édition de son ouvrage, qui fut le premier à admettre la possibilité des paralysies, des névralgies, etc., produites par les affections du système nerveux, — je me bornerai à indiquer les principaux ouvrages modernes qui traitent de la syphilis du système nerveux.

Sans s'arrêter au vaste traité de Benjamen Bell (3), au livre de Charles Bell (4), à certains articles riches de titres, mais pauvres d'observations, tels que : Bud (5), Ebrard (6), Ch. Bedel (7), Lucas Championnière (8), Duval (9), etc. Il faudrait, selon moi, commencer la recherche des observations depuis l'année 1853.

C'est à cette époque que le docteur Prosper Yvaren présenta à l'Académie de médecine de Paris un ouvrage remarquable: *Des métamorphoses de la syphilis; Recherches sur le diagnostic des maladies que la syphilis peut simuler*, etc. Paris, 1854. En 1860 parut le livre de Gustave Lagneau fils: *Maladies syphilitiques du système nerveux*, Paris. Cet ouvrage contient 234 observations recueillies principalement parmi les auteurs français et anglais. Toutes les observations y sont rapportées avec une précision et une exactitude remarquables. Quelques mois avant la publication des recherches de Lagneau fils, Ch. Hildebrand (10) soutenait à

(1) Ulrich Gutten dans le troisième chapitre de son livre « de morbo Gallico » dit entre autres : « Contrahuntur et nervi ac indurantur, non numquam distenduntur et » laxifiunt. Interdum morbus in meram podagram exit, quibusdam in paralysin solvitur » et apoplexiam.

(2) Read, *Syphilitic affections of the Nerv. system*, etc., 1867.

(3) Benjamen Bell, *Traité de la gonorrhée virulente et de la maladie vénérienne*, Paris, 1802.

(4) Charles Bell, *The nervous system of the human Body with on appendice of cases and consultations on nervous diseases.* London, 1836.

(5) Bud, *Cases of apoplexy consequent of syphilis*, 1842. (Lond. med. Gaz., 1842.)

(6) Ebrad, *Névroses syphilitiques* (Gaz. méd. de Paris, 1843).

(7) Ch. Bedel, *Syphilis cérébrale.* Strasbourg, 1851, thèse.

(8) Lucas-Championnière. *Journal de médecine et de chirurgie pratiques*, 1851.

(9) Duval, *Traité de l'amaurose.*

(10) Ch. Hildebrand. *De la syphilis dans ses rapports avec l'aliénation mentale*, thèse. Strasbourg, 1859.

Strasbourg sa thèse : *De la syphilis dans ses rapports avec l'aliénation mentale.* L'auteur, outre ses propres observations, cite plusieurs écrivains allemands et anglais (Flemming, Duschek, Gammernick, Read, etc.). Nous nous permettrons d'observer, cependant, que les citations du docteur Hildebrand ne sont pas aussi exactes, par rapport aux originaux, que celles des deux auteurs précédents.

Quelques mois après l'édition du livre de Lagneau, Ladreit de Lacharrière (1) soutenait sa thèse, qui présente un travail plein de renseignements bibliographiques sur la syphilis du système nerveux. Presque en même temps que Ladreit de Lacharrière, MM. Gros et E. Lancereaux (2) publièrent leurs *Recherches sur les affections nerveuses syphilitiques.* Cet ouvrage fut présenté au concours pour le prix Civrieux, et contient un grand nombre d'observations recueillies en France et en Allemagne (Knorre, Esmarck, Jessen, etc.). En 1862, Zambaco (3) publia un ouvrage traitant le même sujet.

Nous voyons ainsi que les cinq ouvrages susmentionnés (Yvaren, Lagneau, Lacharrière, Gros et Lancereaux, et Zambaco) contiennent toutes les observations plus ou moins remarquables sur la syphilis du système nerveux depuis Ulrich van Gutten jusqu'en 1860.

Quant aux publications des sept dernières années sur la syphilis et les maladies nerveuses syphilitiques, les rapports publiés dans le *Rundschaü Gravel's Notizen, Canstatt's Jahresbericht, Schmidt's Jahrbücher,* m'indiquèrent les articles suivants qui se rapportent au sujet qui nous intéresse : J. Goodwin (4), Duncan (5), de Morgan et Fergusson (6), Russel (7), E. Wagner (8), Neumann (9),

(1) Ladreit de Lacharrière, *Des paralysies syphilitiques,* thèse. Paris, 1861.

(2) L. Gros et E. Lancereaux, *Des affections nerveuses syphilitiques.* Paris, 1862.

(3) *Affections nerveuses syphilitiques.*

(4) J. Goodwin, *Lancet,* 1862. July 3.

(5) Duncan, *Cases of syphilitic Insanity and Epilepsy (Dubl. Quart. Journ. of Med.,* 1863, p. 48.

(6) De Morgan and Fergusson, *Med. Times and Gaz.,* 1864.

(7) Russel, *Syphil. affect. of the Nerv. Syst.* (*Med. Times,* Oct. 17, 1863).

(8) E. Wagner, *Das Syphilom* (*Arch. der Heilkunde*), 1863.

(9) Neumann, *Reitbangang aus syphil. Ursache* (*Wien. Med.,* Halle n° 2 et 3, 1863).

Lebert (1), G. Passavant (2), Jacksh (3), Leidesdorf (4), et autres (5).

En outre, j'ai parcouru les sept dernières années de l'*Allgemeine Zeitschrift für Psychiatrie* (articles de L. Meyer, Westphale et autres), et les *Annales médico-psychologiques* de MM. Baillarger et Cerise.

Les observations faites par les médecins danois (Hassing, Engelstedt) ne me sont connues que par des extraits publiés dans la *Behrend's Syphilidologie*.

J'ai examiné les observations des médecins norwégiens depuis 1826 jusqu'en 1856 dans l'ouvrage remarquable de Boeck (6) qui contient 3560 cas de syphilis constitutionnelle malheureusement fort brièvement racontés.

Quant au travail de Gjor (7), j'ai pu en juger dans un article inséré dans *Schmidt's Jahrbücher*, 1859, page 299. De même j'ai lu les rapports du médecin hollandais Huet, non d'après l'original, mais d'après de courts extraits publiés dans *Schmidt's Jahrbücher* des années 1864 et 1865, où sont brièvement mentionnés quelques cas d'affections syphilitiques.

(1) Lebert, *Wien. med. Wochenschrift*, 1858, n° 50.

(2) G. Passavant, *Syphilitische Lahmungen*, etc. (*Virchow's Archiv*, vol. XXV, cahier I et II, page 152 ; 1862.

(3) Jacksh, *Klin. Vortr. über d. Lehre v. d. Syph. innerer Organe* (*Prag. medecin. Wochenschr.* 1864).

(4) Leidesdorf, *Einige Fälle als Beitr. zur Gehirnsyphilis* (*Zeitschr. der Gesellsch. d. Aertze in Wien*, XX Jahrg, II vol.

(5) Je n'ai pu me procurer à Saint-Pétersbourg les articles suivants :

1° Jul. Stein, *Geistes Krankheiten in Folge von Syphd. Memorabilien*, VII, 10.

2° Alter, *Ueber Gehirnsyphilis und über nervöse und psychische Affect. Syphil. Ursprungs.*

3° Ladame, *Symptomatologie und Diagnostic der Kirngeschwülste.* **Wurtzbourg,** 1865.

4° Ludwig Diemer, *Die Aachner Schwefelthermen.* etc., 1862 Aachen.

Dans les articles de Ladame et Ludwig Diemer, on trouve des observations sur la syphilis cérébrale avec perte de mémoire, etc., d'après les comptes rendus du *Schmidt's Jahrb.*

(6 Boeck, *Recherches sur la syphilis appuyées de tableaux de statistique tirés des archives des hôpitaux de Christiania*, 1862. Christiania.

(7) Gjor, *Bidrg til kundskaben om de Sygdomme i Nervesystemet der kunneapstae som Falge of Syphilis.*

Dans le grand nombre de manuels sur la syphilis publiés pendant les dernières sept années (Melchior Robert (1), Belhomme et Martin (2), E. Langlebert (3), Davasse (4), A. Michaelis (5), Zeissl (6), E. Bazin (7), Rollet (8), etc.), je suis redevable du plus grand nombre d'observations sur ce sujet au bel ouvrage de E. Lancereaux (9). Outre les nombreuses observations de l'auteur lui-même, ce livre en contient beaucoup d'autres appartenant aux auteurs anglais et allemands (Tungel, Dube Hutchinson, etc.).

Dans la littérature médicale russe, je n'ai trouvé qu'un seul cas d'aphasie syphilitique, c'est celui d'un professeur à l'université de Kazan, M. Vinogradoff (10). En général, les revues médicales russes présentent peu de cas d'aphasie (11).

Je me permets de répéter en même temps que les observateurs précédents n'ont pas assez insisté sur les diverses formes que présente l'aphasie. Le malade se bornait-il à répéter un seul et même mot *toutes les fois qu'il voulait parler;* ou bien ce mot lui échappait-il *involontairement seulement dans un état d'excitation;* le mutisme du malade provenait-il de l'*oubli total* des mots, ou bien ses réponses consistaient-elles en *sons différents,* mais *mal articulés* et incompréhensibles, etc.? La majorité des observateurs ne notait pas ces nuances délicates de l'altération de la parole. Ils ne voyaient que le fait principal et saillant : le malade avait perdu la faculté de parler par suite d'affection syphilitique ; par conséquent, il était aphasique. L'analyse des symptômes de la maladie se bornait habituellement à cette définition géné-

(1) Melchior Robert, *Nouveau traité des maladies vénériennes, etc.* Paris, 1861.

(2) Belhomme et Aimé Martin, *Traité pratique et élémentaire de pathologie syphil. et vénér.* Paris 1864.

(3) Ed. Langlebert, *Traité théorique et pratique des maladies vénér.* Paris, 1864.

(4) J. Davasse, *La syphilis, ses formes, son unité.* Paris, 1865.

(5) A. Michaelis, *Compendium der Lehre von der Syphilis,* etc. Wien, 1865.

(6) Zeissl, *Traité de la syphilis constitutionelle,* 1866, trad. russe.

(7) E. Bazin, *Leçons théoriques et cliniques sur la syphilis et les syphilides.* Paris, 1866.

(8) S. Rollet, *Traité des maladies vénériennes.* Paris, 1866.

(9) E. Lancereaux, *Traité historique et pratique de la syphilis.* Paris, 1866.

(10) *Moniteur de médecine,* 1868. Pétersbourg.

(11) Observations de MM. Kostareff (*Gaz. méd. de Moscou*) Merjeewsky (*Archives de méd. légale,* 1867, n° 1) et Steinberg (*Protocoles de la Société des médecins de Kiew,* année 1866).

rale et malheureusement fort élastique. Il s'ensuit que les observations que nous citons plus bas manquent souvent de détails essentiels. Du reste, le lecteur aura lieu de s'en assurer. C'est ce qui me permit de faire observer au commencement de cet article que les observations que j'ai rapportées plus haut auraient peut-être droit à quelque intérêt, à cause de certains détails concernant l'altération de la parole.

Dans le but de faciliter l'aperçu des observations diverses queje présente, je les ai groupées en plusieurs catégories. La première contient les cas où, à mon avis, il y avait tout lieu d'admettre que la perte de la parole dépendait de l'altération des conducteurs qui transmettent les incitations motrices volontaires aux centres coordinateurs. J'ai pris pour type de ce groupe ma première observation (voy. p. 27).

La seconde catégorie se compose d'observations où l'aphasie était vraisemblablement produite par la perte de la mémoire des mots. Ma seconde observation peut servir de type à cette forme d'aphasie (voy. p. 47).

La troisième catégorie comprend les exemples où la perte totale de la parole, ainsi qu'une grande difficulté dans la prononciation des sons articulés, se manifestaient sous forme d'accès qui se dissipaient rapidement. Je n'ai pas eu l'occasion d'observer ce genre d'aphasie intermittente.

La quatrième catégorie contient différents cas de perte de la parole ou de difficulté dans la prononciation des sons articulés, accompagnés d'une déglutition pénible. Ce genre d'affection dépend, d'après l'opinion du professeur Leiden, de l'altération des centres coordinateurs des mouvements musculaires indispensables à l'articulation des mots. Pour distinguer ce genre d'affection de l'aphasie proprement dite, le professeur Leiden le désigne sous le nom d'*anarthrie*.

Ma troisième observation semble pouvoir servir de type à l'aphasie proprement dite causée par la seule altération des centres coordinateurs (voy. p. 58).

Enfin la cinquième caétgorie comprend tous les cas qui, vu l'insuffisance des données, ne peuvent être rapportés avec certitude à l'une des formes d'aphasie susmentionnées.

Les observations de chaque groupe ne sont pas exposées par

ordre chronologique, mais d'après le degré de probabilité qu'ils présentent par rapport à leur origine syphilitique et d'après le nombre de détails concernant les symptômes d'aphasie.

J'observerai en outre que je me suis permis d'abréger plusieurs détails superflus et n'ayant pas de rapport avec le sujet que nous traitons. Quelques faits racontés d'une manière trop prolixe sont rendus plus succinctement, mais tout ce qui concerne l'altération de la parole a été textuellement reproduit.

Plusieurs observateurs attribuaient, comme on pourra le voir plus bas, les affections des centres nerveux à des causes syphilitiques sur des données peu probantes, tandis que d'autres refusaient d'admettre l'influence de cette maladie dans des cas où l'ensemble des symptômes dénotait indubitablement la présence de produits syphilitiques dans le cerveau, c'est ce qui m'engagea à joindre à quelques-uns des faits observés de courtes réflexions.

PREMIÈRE CATÉGORIE.

I. — Observation de MM. Bouchard et Lépine (1).

Marie X..., âgée de quarante ans, est entrée, le 20 juin 1866, à l'hôpital de Lourcine, salle Saint-Clément, service de M. Jaccoud, suppléé par M. Jules Simon. Elle est atteinte d'aphasie et d'hémiplégie à droite remontant à trois semaines. D'après les renseignements fournis par le mari, elle souffre d'une céphalalgie intense depuis six mois. Il y a quelques mois elle présentait une tumeur de la tête de la clavicule du côté droit.

La malade ne peut prononcer que *oui* et *non*, et encore ces mots ne sont-ils pas toujours employés à propos. Amélioration notable de l'aphasie au bout de quelques semaines ; la malade prononce presque tous les mots ; parfois, elle se trompe sur le sens des substantifs ; si on lui présente une cuiller, elle la désigne parfois sous le nom de fourchette. L'hémiplégie ne fait aucun progrès. Mort le 24 septembre.

Autopsie. — La partie antérieure et externe du lobe frontal gauche (deuxième et troisième circonvolutions frontales) est réduite en bouillie jaunâtre. Une gomme du volume d'une noix existe sur les méninges au niveau des circonvolutions pariétales. Mêmes altérations de la glande pinéale. Le foie diminué de volume est déformé, quoiqu'il ne présente pas de nodosités ni de dépressions profondes. Au niveau du bord postérieur existe une portion altérée du volume d'une orange. Dans cette portion on rencontre les lésions de l'hépatite diffuse et quelques gommes, du volume d'une noisette, en dégénérescence caséeuse. Les deux trompes de Fallope sont très-augmentées de volume ; elles ont chacune la grosseur d'un doigt, leur canal est complétement effacé ; on ne peut distinguer de pavillon. A la coupe, on trouve dans chacune trois gommes du volume d'une noisette, molles et rougeâtres. L'extrémité interne de la clavicule droite offre les lésions d'une ostéite raréfiante.

(1) *Gazette médicale de Paris*, 1866, p. 726.

À l'examen microscopique du cerveau, les artères des tissus ramollis n'ont pas été examinées. On note cependant que les vaisseaux de la base du cerveau étaient sains. Les parties ramollies du cerveau n'ont également pas été soumises au microscope.

La tumeur des méninges (gommes) est constituée par un nombre très-considérable de petits noyaux sphériques ou légèrement ovoïdes, se colorant par le carmin, se rétractant sous l'influence de l'acide acétique. Quelques-uns de ces éléments possèdent des membranes. Une matière amorphe, grisâtre, transparente, contenant quelques granulations graisseuses, est entremêlée aux noyaux. Le tissu de la tumeur contient quelques capillaires. On ne dit rien de l'état du cœur.

En l'absence de commémoratifs suffisants sous le rapport de la syphilis, MM. Bouchard et Lépine ne s'appuient dans leur diagnostic que sur la coexistence de ces tumeurs à tissu conjonctif observées dans le cerveau, dans les trompes de Fallope et leur coïncidence avec une ostéite de la clavicule.

On donne en général peu de détails sur l'état de la malade pendant la vie. Quant à l'aphasie, les données recueillies ne permettent pas de décider, si elle provenait de la lésion des conducteurs des incitation motrices, ou bien de la lésion des centres coordinateurs, etc. Néanmoins il est possible d'admettre, avec quelque probabilité, que la perte de la parole tenait à la première de ces causes. La description de l'autopsie que nous avons textuellement citée peut servir en même temps de spécimen de la majorité des autopsies d'aphasiques rapportées par les observateurs, surtout après la célèbre brochure de M. Broca. Perte de la parole pendant la vie; à l'autopsie, quelques altérations des circonvolutions du lobe frontal gauche et voilà tout. Donc M. Broca a raison, la faculté de la parole peut être localisée. On n'y indique avec précision ni les limites de la partie ramollie, ni sa profondeur; les parties adjacentes au foyer ramolli, ainsi que les vaisseaux se rendant aux parties lésées, ne sont pas examinées au microscope, etc., etc.

II. — OBSERVATION DE M. TROUSSEAU (1).

En janvier 1862, il est entré dans mon service une femme atteinte d'une syphilis que son mari lui avait donnée. Elle avait pris du mercure à très-haute dose, et avait une stomatite affreuse. Un mois avant

______

(1) *De l'Aphasie*, maladie décrite récemment sous le nom impropre d'*aphémie* (*Gaz. des hôpit.*, n° 4 p. 14, 1864).

son entrée à l'hôpital, elle avait éprouvé de très-vives douleurs de tête, et en même temps elle ressentait de petits accidents, des convulsions légères dans le côté droit de la face et dans le bras droit. Elle avait aussi des vertiges, des étonnements, et elle fut prise même d'un accès épileptiforme tel qu'elle se mordit la langue. Pendant cette attaque, elle put cependant se lever et aller prendre dans le tiroir de sa commode un mouchoir et essuyer la bave écumeuse qui sortait de sa bouche. Elle avait donc des accès vertigineux frappant surtout le côté droit, et ce côté était très-notablement affaibli quand elle entra dans nos salles. A la demande de son nom, elle a pu répondre qu'elle s'appelait Keller; *mais dès qu'on lui a demandé autre chose, elle n'a jamais pu répondre qu'en répétant le mot Keller.* Nous lui avons donné une plume et nous lui avons dit d'écrire un mot, elle a écrit Keller; nous lui avons dicté alors différents mots : cuiller, fourchette, etc., et chaque fois elle a écrit Keller. Comme cette femme avait eu une affection syphilitique, nous lui prescrivîmes l'iodure de potassium, et à notre grande joie nous vîmes l'intelligence et la mémoire lui revenir peu à peu à mesure que sa guérison s'effectuait. Quand elle fut complétement guérie, je fus très-désireux de savoir d'elle-même comment elle avait apprécié l'état de son intelligence pendant sa maladie. A cette époque, elle lisait presque toute la journée, mais elle restait un temps infini à chaque page, la lisant et la parcourant avec la plus grande attention. Je lui demandai si, dans cette occupation, elle voyait bien et comprenait bien ce qu'elle lisait. Elle me répondit qu'elle lisait bien avec ses yeux, mais non pas avec son estomac, voulant dire par là, dans la fausse idée qu'ont les gens du peuple sur quantité de choses, qu'elle ne comprenait pas ce qu'elle lisait ou qu'elle l'interprétait mal. La parole et l'intelligence lui étaient revenues en même temps et graduellement. Depuis sa sortie de l'hôpital, elle est venue nous voir plusieurs fois. C'est une femme très-intelligente et très-recommandable; elle nous a donné chaque fois de bonnes nouvelles de sa santé.

La seule indication qui décide Trousseau à admettre dans le cas présent une affection syphilitique du cerveau est que la malade était affectée de syphilis avant son entrée à l'hôpital. Il ne fait pas mention de l'état du cœur et des vaisseaux, et n'indique aucun symptôme syphilitique pendant la durée de l'aphasie.

Quant à la forme de cette dernière, on peut conclure avec assez de vraisemblance qu'elle approche plus ou moins de ma première observation.

III. — Observation de Hughlings Jackson (1).

Richard W..., âgé de vingt-cinq ans, batelier, d'un tempérament sanguin, d'une constitution robuste, ¦bien nourri, portant les traces d'une ancienne iritis. Il présentait en outre : une alopécie, une éruption papuleuse et cuivrée de la face, des gommes, des douleurs nocturnes et une paralysie des extrémités droites. Quoiqu'on ne possède pas de détails précis sur l'état de la langue, il pouvait la tirer librement et probablement elle n'était pas trop affectée. Il ne pouvait prononcer que les mots *no* et *ho*, encore ne les prononçait-il pas fermement. Il s'en servait pour répondre à toutes les questions qu'on lui adressait. Il riait facilement surtout quand il lui arrivait de confondre ces deux mots et d'employer l'un des deux à la place de l'autre. La veille de son entrée à l'hôpital, il avait eu une attaque subite ; il n'avait pas repris entièrement connaissance au moment où il fut reçu à l'hôpital.

On eut recours d'abord à un traitement mercuriel sans en retirer un bien grand avantage. L'iodure de potassium qu'on ordonna ensuite amena, au contraire, une amélioration sensible.

Le 7 novembre, ce malade disait « How d'ye do et Don't know » (2).

Le 19 décembre, la paralysie de l'extrémité inférieure était assez amendée pour lui permettre de marcher. Un acteur, qui se trouvait dans la même salle que lui, s'était appliqué avec beaucoup de zèle à lui apprendre à parler et à chanter. Il avait assez profité de ses leçons.

Le 21 janvier, la paralysie de l'extrémité supérieure était complétement guérie. On persévérait dans l'emploi de l'iodure de potassium. Le malade pouvait parler un peu, mais il paraissait oublier les mots. Il resta encore quelques semaines à l'hôpital. Lors de sa sortie, il ne lui restait qu'un peu d'hésitation de la parole, quoique le langage s'était restitué complétement ; il était également guéri de sa paralysie.

Les symptômes syphilitiques accompagnant l'aphasie, quoique brièvement et peu exactement exposés (syphilide papuleuse, et

____

(1) *De l'aphémie dans ses rapports avec l'hémiplégie droite*, etc., observ. XXVII, p. 459 (*Archives générales de médecine*, 1865). L'original se trouve dans *Clinical Lectures and Reports by the medical and surgical state of the London Hospitals*, 1 vol. 1861.

(2) Comment vous portez-vous ? et Je ne sais pas.

gommes à la fois!), permettent d'admettre cependant, avec plus ou moins de certitude, une lésion syphilitique du cerveau.

IV. — OBSERVATION DE M. LANCEREAUX (1).

La femme B..., trente-deux ans, fortement constituée, au teint un peu jaunâtre et terreux, n'a jamais eu de rhumatismes; pas de convulsions dans son enfance. Il y a cinq ans, fièvre typhoïde grave ; depuis, la malade a fait six fausses couches aux termes de deux ou trois mois; la dernière a précédé de quelques mois l'apparition de la paralysie, alors que la malade avait déjà eu la syphilis.

En avril 1857, elle contracta un chancre ; les ganglions inguinaux ne suppurèrent pas ; la malade ne fit aucun traitement. Environ six semaines après, apparut une roséole, puis une syphilide papuleuse, puis de la céphalalgie, qui, au dire de la malade, était plus vive le jour que la nuit, enfin de l'alopécie. Elle fit usage du proto-iodure de mercure, qui fut suivi d'une salivation peu intense, guérie sans traitement. Au bout de huit jours de traitement, les syphilides avaient pâli ; la malade continua néanmoins ses pilules (une par jour), depuis le mois d'avril 1857 jusqu'au mois de février 1858.

En décembre 1857, il était survenu une nouvelle poussée de syphilides qui avaient duré un mois.

Au mois de février 1858, quinze jours après avoir cessé de prendre ses pilules, la malade se trouvant dans la rue, et sans prodrome aucun, perd tout à coup l'usage de la parole et ne peut répondre à une personne qui lui demandait un renseignement. En même temps, le bras gauche s'engourdit, on pratique le jour même une saignée. Le lendemain, la paralysie est plus intense et a gagné la jambe du même côté; on applique douze sangsues, et le soir l'hémiplégie est complète.

L'usage de la parole ne revient qu'imparfaitement au bout de quelques jours ; depuis, la malade ne peut articuler les mots sans un bégayement très-prononcé.

Entrée à Lariboisière, elle y resta six semaines sans traitement ; huit jours après sa sortie, elle commença à se servir de sa jambe, mais depuis un mois son état est stationnaire.

Aujourd'hui, 15 juillet, la malade se présente à la consultation de la Charité, elle marche en traînant la jambe, et ne peut faire à pied

---

(1) *Des affections nerveuses syphilitiques*, par L. Gros et E. Lancereaux, 1861, page 187, observation 103.

une course un peu longue; elle peut exécuter quelques mouvements avec le bras, mais non s'en servir. — (Iodure de potassium, 20 gr.; — eau, 400 gr.)

Le 17 octobre, nous constatons une légère amélioration; la malade commence à se servir de son bras; nous remarquons un peu d'enrouement, et faisons suspendre le traitement pendant quelques jours, après lesquels on le reprend à la dose de 16 gr. d'iodure sur 250 gr. d'eau.

Le 19 novembre, l'enrouement a augmenté, la voix est presque éteinte; la malade accuse une sensation constrictive, une espèce de barre qui comprime l'estomac et la fait souffrir la nuit; on constate une chaîne de ganglions engorgés partant de l'apophyse mastoïde droite, et descendant jusqu'au larynx. L'état de la jambe est considérablement amélioré; la malade marche beaucoup mieux, peut soulever sa jambe; elle peut aussi porter le bras sur la tête, quoique avec un peu de difficulté. Aucune atrophie des membres paralysés. On suspend le traitement pour le reprendre plus tard.

M. Lancereaux ne fait aucune mention de l'état du cœur et des vaisseaux; l'usage de l'iodure de potassium, pendant quatre mois, ne fit pas disparaître la paralysie. Il n'y avait point de symptômes syphilitiques concomitants à l'hémiplégie gauche ou à l'aphasie.

La *perte totale de la parole*, qui se remarquait pendant quelques temps chez la malade, ne pouvait pas provenir de l'oubli des mots, c'est pourquoi je rapporte ce cas au premier groupe.

V. — OBSERVATION DE MINICH (1).

Vieux militaire, ayant eu de la faiblesse dans les membres inférieurs, de la difficulté pour uriner; grande constipation et embarras dans la parole.

Il ne pouvait se faire comprendre, et se faisait accompagner d'un de ses camarades qui lui servait d'interprète. Il me présenta par écrit l'indication des maladies qu'il avait essuyées; dans ce récit, étaient des affections syphilitiques. J'ai trouvé dans la seconde dorsale, une saillie douloureuse à la pression. Toutes les nuits, le malade éprouvait des céphalalgies intenses et aussi des douleurs vers le point saillant de l'épine. Hydriodate de potasse 30 centigrammes augmentés de 5 centigrammes par jour. La saillie vertébrale, je l'ai

____

(1) Lagneau fils, *Maladies syphilitiques du système nerveux*, 1860. Paris, page 435, observation 140.

considérée comme une exostose et l'ai attaquée par des vésicatoires volants. Huit jours plus tard, cet homme était déjà notablement mieux. Au bout d'un mois, sa parole était redevenue normale et ses jambes avaient repris presque toute leur force. Malheureusement, ce brave militaire s'est enivré plusieurs fois de suite et il a été trouvé mort dans son lit.

J'avais pensé que la difficulté de parler tenait à une exostose intra-crânienne, probablement vers la base du crâne.

L'historique de la maladie est si incomplet, qu'il est impossible de tirer aucune conclusion positive ni sur le genre de l'affection céré-brale, ni sur la forme de l'aphasie. Je n'ai annexé ce cas au premier groupe que parce que Minich ne mentionne pas la perte de la mémoire, et que tout porte à croire que l'aphasie ne tient pas à la perte de la mémoire des mots.

VI. — Observation de M. Munck, tirée de la clinique du professeur Traube (1).

Z..., âgé de vingt-huit ans, d'une forte constitution, affecté d'une syphilis constitutionnelle, est atteint d'une céphalalgie intense ; il s'aperçoit en même temps d'une grande faiblesse dans l'épaule droite. Le troisième jour après l'apparition de ces symptômes, à la première leçon clinique dont Z... était le sujet, il présentait l'état suivant : Couché sur le dos, l'expression de sa figure était étrange, quoique son regard ne manquât pas d'intelligence. *A toutes les questions qu'on lui posait, il répondait « wat »*. 48 pulsations à la minute, 18 inspira-tions. La face, sauf les lèvres et les oreilles, est plus rouge qu'à l'ordi-naire ; la langue inclinée à droite ; l'angle droit de la bouche abaissé ; pupilles égales ; paralysies des extrémités droites ; sensibilité dimi-nuée de toute la moitié droite du corps. En procédant par voie d'élimination, le professeur Traube diagnostiqua un ramollissement d'origine syphilitique dans l'hémisphère gauche du cerveau aux environs du corps strié et des couches optiques. Traitement antisy-philitique.

VII. — Observation de Gjor (2).

En août 1840 est entrée à l'hôpital une femme âgée de trente ans. Elle nourrissait un enfant de dix semaines, et avait des tumeurs

(1) *Deutsche Klinik*, nᵒ 47, 1859.
(2) *Schmidt's Jahrb*, 1859, vol. 101, p. 301, obs. II.

serpigineuses et des condylomes aux parties génitales. Cachectique, elle offrait sur tout le corps des traces d'une éruption maculo-serpigineuse. Cicatrice indurée à la commissure postérieure du vagin. Traitement d'après la méthode Dzondi. 4 novembre, plus de traces de syphilis. En janvier 1841, plaques squameuses au menton et papules au genou. Iodure de potassium.

Le 10 janvier, céphalalgie, exacerbations nocturnes augmentées à la suite d'un emplâtre mercuriel appliqué sur la tempe.

Le 11 février, un accident arrivé à son enfant lui ayant causé une grande frayeur, la malade fut paralysée de l'extrémité supérieure droite : contorsions de la face, abaissement de la bouche à droite et *perte de la parole*. Après une légère amélioration, le 15 février, perte de connaissance et constipation. Le 20 février, nouvelle perte de la parole; 60 pulsations.

Le 21 février, recrudescence de la paralysie; le 22, une saignée de 240 grammes, sans amélioration. Le 24, la malade ouvre la bouche avec peine; absence de la parole; l'intelligence paraît intacte. Vésicatoires, lavements.

Le 25, urines involontaires, tiraillements des extrémités inférieures.

28, convulsions épileptiformes.

1er mars, mort.

VIII. — Observation de Dumotel (1).

X..., âgé de vingt-sept ans. En 1855, il contracta un chancre induré ; un mois après le chancre, roséole; en 1856, plaques muqueuses aux lèvres et aux amygdales, et des croûtes d'impétigo.

Guéri à la suite d'un traitement à l'iodure de potassium.

En septembre 1861, il eut une attaque subite de paralysie du côté droit de la face et des extrémités droites, à la suite de *laquelle le malade ne pouvait ni dire ni écrire ce qu'il avait*.

Au bout de deux jours, la parole revint, mais le malade disait un mot pour un autre. Le traitement à l'iodure de potassium pendant un mois amena la guérison.

IX. — Observation de Russel (2).

Un homme âgé de trente-cinq ans avait eu des chancres à plusieurs reprises. La dernière fois, neuf mois avant sa maladie actuelle, il

(1) Zambaco, *Des affections syphilitiques*, 1862, p. 225, obs. XXXII.

(2) *Syphilitic affections of the nervous System* (*Med. Times and Gazette*, 1863, oct. 17, n° 694, page 409).

contracta un chancre qui amena de légers symptômes d'une syphilis constitutionnelle. Deux mois avant son entrée à l'hôpital, douleurs dans la région postérieure de la tête. Trois jours avant son entrée, il perd *subitement l'usage de la parole* et remarque une paralysie de l'extrémité supérieure droite. Vertiges, sans perte de connaissance. A son entrée, on constate : joue droite pendante, mouvements entravés à l'angle droit de la bouche; l'œil droit peut se fermer complétement, quoique les paupières tremblent. Mouvements des yeux habituels; légère contraction des muscles temporaux; la langue tirée en ligne droite. Sensibilité normale. De la main droite, le malade sert moins fort que de la main gauche; l'affection nerveuse se manifeste particulièrement dans la parole, qui est *très-défectueuse*, et c'est avec beaucoup de peine et de patience que l'on parvient à *recueillir du malade quelques mots sur son état.* Pour le comprendre, il fallait lui faire répéter chaque phrase plusieurs fois. Point d'ulcérations dans la gorge. De petites cicatrices sur le prépuce, dans l'aine droite, et au pied gauche.

Amélioration sensible à la suite d'un traitement antisyphilitique. Le malade désira quitter l'hôpital au bout de trois semaines, quoique sa mémoire fût encore faible et qu'il éprouvât une disposition à la somnolence.

X. — OBSERVATION DE LEARED (1).

Un marchand âgé de trente-neuf ans, d'une constitution moyenne, homme très-actif, vint me consulter pour la première fois à propos d'un grand ulcère siégeant à l'articulation scapulo-humérale droite. Le malade m'assura qu'il n'avait jamais eu la syphilis. Il a les apparences d'un strumeux (*strumous*). Il guérit après un traitement à la pommade iodée.

En 1860, il vint me consulter à l'occasion d'une éruption papuleuse des bourses, des cuisses et de l'articulation du genou gauche. Guérison par suite d'un traitement à l'arsenic.

Dans l'espace de plusieurs années, le malade vint me consulter souvent, tantôt à propos d'ulcères de la gorge et de la voûte palatine, tantôt à propos de surdité, de toux, de douleurs dans le côté droit, etc. Plus tard, le malade fut affecté de diplopie, de vertiges, et de congestions de la rétine.

(1) *Softening of the Brain-Hemiplegia and certain remarkable complications and remarks* (Med. Times and Gaz. 1867, oct. 12, n° 902, page 398).

Le 7 juillet 1863, le malade me fit venir et je lui constatai une hémiplégie droite complète. La veille, il se trouvait déjà mal à son aise. Le matin, en se réveillant, il s'aperçut qu'il parlait difficilement, s'habilla cependant et descendit : c'est alors qu'il fut paralysé des extrémités droites et *perdit complétement l'usage de la parole.* Je lui fis placer un vésicatoire à la nuque, et le panser avec une pommade mercurielle ; à l'intérieur, iodure de potassium et colchique.

Le 10 juillet, faiblesse extrême, le malade refuse toute nourriture et les médicaments ; en apparence, mort inévitable. Lavements nutritifs avec iodure de potassium.

Le 13, légère amélioration. Prend de la nourriture. Teinture de jusquiame.

Le 14, frictions à la nuque avec la pommade mercurielle ; le malade répète après moi les mots « no », « go ». (non, aller). La langue inclinée à droite ; l'angle de la bouche à gauche. Sensibilité de la moitié gauche de la face diminuée ; à partir de ce jour, l'état du malade s'améliora, mais fort lentement. J'administrai l'iode jusqu'au 10 août. Quelques frictions mercurielles générales. L'articulation des mots se rétablissait graduellement, mais les extrémités restaient dans le même état. Je suspendis tout traitement.

Après un séjour de trois mois à Brighton, le malade vient à Londres: parole considérablement améliorée ; il peut se tenir debout et marcher à l'aide d'un bâton. La paralysie du bras dans le même état. Le malade se plaint de douleurs dans l'articulation scapulo-humérale.

En mars 1865, rechute à la suite d'occupations trop assidues.

Il devient évident maintenant que *l'articulation des mots n'est pas seule affectée, mais qu'il a aussi perdu la mémoire des mots,* ce que je constatais lorsque le malade voulait écrire ses réponses (de la main gauche), comme il le faisait habituellement.

En avril, par suite d'occupations, aggravation de la paralysie de l'extrémité inférieure ainsi que de l'état défectueux de la parole.

11 juin, perte complète de la mémoire des mots ; au lieu de « oui » il dit « non » et réciproquement. Prononce si mal les mots qu'on le comprend à peine.

Novembre, paralysie et œdème de la jambe. Douleurs vives et rougeur du gros orteil. Perte complète de la parole ; colchique et acétate de potasse.

Décembre, la gangrène du gros orteil s'étendait sur tout le pied.

Janvier 1866, l'état inflammatoire augmente. J'abandonne le colchique.

Février, douleurs intenses dans l'extrémité à la suite de la gangrène.

Acétate de morphine 0,01 gramme pour calmer les douleurs. Pour la première fois, le malade a eu une attaque épileptiforme. Au lieu d'acétate de morphine, je prescrivis du jusquiame à haute dose.

5 mars, affaiblissement complet du malade précédé d'atroces douleurs. Spasmes continuels. Œdème considérable de la jambe droite, le gros orteil entièrement sphacélé et prêt à se détacher. Pour calmer les douleurs, on eut recours à l'anesthésie, au moyen de l'appareil de Richardson, quoique sans succès.

Le 28, nouvel accès et mort.

Autopsie. — Cœur et poumons sains. Absence d'embolie de l'artère fémorale et de l'artère tibiale postérieure. Dans le cerveau : un ramollissement, à reflet jaunâtre, comprenant la plus grande partie du tiers antérieur de l'hémisphère gauche jusqu'à la ligne médiane, sans toutefois s'étendre sur la partie externe de cet hémisphère. Les circonvolutions cérébrales ramollies et comprimées en partie par le liquide arachnoïdien. La substance du cerveau très-molle ; le corps strié, à sa partie antérieure, est réduit en bouillie. A la coupe, on découvre une cavité remplie de tissu vasculaire rouge et mou. Sur la surface du corps strié, au-dessus de cette quasi-cavité, se trouve une masse jaune du volume d'une fève, assez dure, composée de substance fibrinoïde. L'hémisphère droit est tout à fait normal. L'examen microscopique des parties altérées démontra que la substance cérébrale était détruite et contenait beaucoup de glomérules (???).

Le docteur Leared termine son article par des réflexions sur la difficulté de préciser l'aphasie résultant d'un ramollissement du cerveau, difficulté qui, à son avis, persiste même après l'autopsie. Il croit, dans le cas présent, à un ramollissement. De plus, il croit que l'affection cérébrale date de deux ans et fut précédée par diverses ulcérations et éruptions, etc., toutes de nature scrofuleuse ou strumeuse.

« Il est donc évident que l'affection cérébrale avait une même » origine ». Ce fait est important, d'après Leared, comme prouvant l'influence qu'exercent les scrofules sur le ramollissement du cerveau. On pourrait observer, ajoute l'auteur, que la paralysie avait une origine syphilitique, mais une pareille conclusion serait inexacte, vu que le malade assure n'avoir jamais été affecté de syphilis ; de plus, la cicatrice de l'épaule et de l'avant-bras avait un caractère strumeux.

En général, les observations des médecins anglais sur la syphilis du système nerveux sont assez brièvement exposées.

L'observation du docteur Leared fait exception par sa prolixité (j'ai tâché de l'abréger autant que possible) et son extrème incohérence dans l'exposition des faits et surtout dans la conclusion de l'observation.

DEUXIÈME CATÉGORIE.

XI. — Observation de Ladreit de Lacharrière (1).

M. H..., âgé de vingt-cinq ans. En avril 1860, il contracta une blen-
norrhagie et un chancre; fit un traitement antisyphilitique mal suivi.
Au bout de quinze jours, le chancre fut cicatrisé. Très-peu de temps
après, des taches sur la peau, ganglions nombreux dans la région
cervicale, chute des cheveux, de la barbe, et des sourcils. On lui
prescrivit à l'intérieur l'iodure de potassium.

Le 22 octobre, il entrait dans le service de M. Oulmont, à l'hôpital
de Lariboisière.

Ce malade dit que depuis quelques jours, il s'était fait en lui des
changements qu'il ne savait expliquer; il n'avait du goût pour rien et
comprenait moins bien ce qu'on lui disait. Depuis deux jours, *il
s'apercevait qu'il ne pouvait plus écrire et qu'il parlait plus difficilement.*
Cet homme était sujet aux maux de tête, aussi n'avait-il pas fait
grande attention à ceux qui avaient précédé les symptômes de paralysie que je viens de mentionner.

A l'examen, on constate : visage congestionné et un peu bouffi;
taches d'un rouge cuivré caractéristique; alopécie ; perte presque
complète de la barbe. La vue, l'odorat et le goût conservés; les traits
du visage légèrement abaissés du côté droit; la langue un peu déviée
du même côté. La parole *était embarrassée* et *difficile*; le malade bégayait pour prononcer certains mots, d'autres lui échappaient complétement; la mémoire était très-affaiblie, surtout celle des noms; il
dormait bien et ne se plaignait que d'une douleur sourde dans la
tête.

Le malade accusait un notable affaiblissement du côté droit; la
sensibilité était partout conservée.

M. Oulmont, quoique soupçonnant le virus syphilitique de causer les

---

(1) *Des paralysies syphilitiques*, thèse, Paris, 1864, page 41, observation V.

accidents du système nerveux, voulut d'abord essayer un traitement tonique. Le malade prit de l'extrait de quinquina et de l'extrait de gentiane. Au bout de très-peu de temps, le malade se trouva mieux, mais cette amélioration ne continua pas.

Vers le milieu de janvier 1861, on lui prescrivit le protoiodure de mercure, une pilule de 0,05 gr. par jour. Depuis son nouveau traitement, il allait tous les jours de mieux en mieux, la parole était plus facile ; les cheveux et les poils repoussaient très-rapidement, et l'état général était des meilleurs.

XII. — OBSERVATION DU PROFESSEUR SCHUTZEMBERGER (1).

X..., âgée de trente-deux ans, fut reçue le 24 novembre 1849. Teint terreux, mouvements incertains ; parole lente et difficile ; paralysie incomplète des muscles du côté gauche de la face, de la paupière supérieure et des muscles internes de l'œil ; la pupille gauche est dilatée, immobile, et la rétine insensible à la lumière. L'extrémité supérieure gauche est plus faible que celle du côté opposé. Les membres inférieurs sont d'une faiblesse égale, mais exécutent avec lenteur tous les mouvements commandés. *La malade cherche les mots qui échappent à sa mémoire.* Il y a deux ans, vertiges considérables ; un matin, au réveil, paralysie complète du côté gauche. Cette paralysie se dissipe progressivement au bout de deux mois, seulement la mémoire des mots lui fait défaut. Depuis dix-huit mois, la santé paraissait rétablie, lorsqu'il y a trois mois survint une céphalalgie d'une violence inouïe, localisée aux régions frontale et pariétale droites, s'irradiant de là dans toute la tête ; en même temps, un affaiblissement progressif de la vue du côté gauche, impossibilité de tourner l'œil en dedans et chute de la paupière supérieure.

Six mois avant l'invasion des premiers symptômes cérébraux, végétations aux organes génitaux ; éruptions cutanées avec croûtes épaisses et tumeur au sternum terminée par suppuration et expulsion de quelques fragments osseux.

On constate vers la partie supérieure du sternum une tumeur peu élevée, d'une dureté assez grande ; au-dessous, une cicatrice irré-gulière ; à la réunion du tiers supérieur et du tiers moyen du tibia, un gonflement notable, complétement indolent. Douleurs à la pres-sion dans les régions frontales, temporales et pariétales droites. Iodure de potassium.

(1) Lagneau fils, *Maladies syphilitiques du système nerveux*, 1860, p. 146, obs. 152

Déjà les maux de tête étaient calmés, quand tout à coup éclata un délire furieux, qui se prolongea pendant plusieurs jours et ne céda ni aux sangsues, ni aux vésicatoires, ni à l'opium.

Frictions mercurielles de 5 grammes à faire de deux jours l'un ; une solution d'iode hydrargyratée et d'iodure de potassium (80 gr. sur 500 gr. d'eau ; une cuillerée matin et soir).

Le délire et la céphalée cessent dès la quatrième friction ; la paralysie de la paupière et des muscles de l'œil, l'amaurose cèdent dans l'espace de deux mois. Mais la mémoire des mots ne revient pas, elle paraît même s'être affaiblie davantage, car la malade a une peine infinie à rendre ses idées, quoiqu'elle comprenne parfaitement les questions. Après les frictions mercurielles (portées jusqu'à 18), le soluté d'iode hydrargyraté est continué pendant plusieurs semaines. Au printemps, la malade quitte le service dans un état très-satisfaisant, ne conservant plus qu'une certaine difficulté dans la parole. Vers la fin de mai, irritation chronique grave de l'estomac ; mais les symptômes cérébraux, à l'exception de la faiblesse de l'œil gauche, n'avaient point reparu. Aujourd'hui, convalescente de sa gastrite, elle est soumise à un traitement iodique en frictions.

XIII. — Observation de M. Vinogradoff (1).

Le malade est âgé de trente ans. Il est admis dans la clinique le 10 septembre 1867.

A l'âge de dix-huit ans, il a contracté un chancre qui n'eut pas de suite. Un an avant son entrée à la clinique, chancre à la verge avec induration, tuméfaction des ganglions inguinaux et empâtement sans douleur. Au printemps 1867, [céphalalgie et douleurs quasi-rhumatismales du bras droit.

Le 5 août, violentes douleurs dans la moitié gauche de la tête affectant un caractère d'intermittence. Soulagement sous l'influence du quinine.

Le 14 août, le malade s'aperçoit que l'extrémité droite n'est plus soumise à sa volonté.

Le 22 août, éruption sur le cuir chevelu ; les symptômes de paralysie du bras droit augmentent d'intensité, et le 24, le bras est complétement paralysé.

Les mêmes phénomènes se sont répétés pour la jambe droite. Peu

(1) *Moniteur de médecine.* 1868, Saint-Pétersbourg.

à peu vers la même époque, embarras croissant de la parole, au point que le malade ne peut plus parler.

État actuel : le malade d'une taille moyenne, à musculation faible, surtout des extrémités supérieures ; peu de tissu adipeux ; téguments pâles.

Dans la région cervicale gauche, on constate un gonflement dur des ganglions. Les muscles de l'extrémité droite, flasques et grêles, présentent à la face postérieure de l'avant-bras un certain degré d'atrophie.

Le malade ne peut plus mouvoir son bras droit, remue légèrement la jambe du même côté quand on le prie de lever le bras paralysé.

Le bras droit est fléchi vers l'épaule ; à l'articulation du coude, on éprouve de la résistance quand on essaie de le remettre en ligne droite ; les doigts excepté le pouce sont continuellement en flexion, ils peuvent être facilement étendus, mais reprennent aussitôt leur position première.

Pour plier l'extrémité droite à l'articulation du genou, le malade, alité, fait de vains efforts. Il lui est également impossible de croiser les jambes, les étendre ou les lever. La plante du pied droit ne se plie point, les doigts sont immobiles, toujours en flexion ; muscles en général grêles, surtout ceux de la région jambière. On ne constate aucune altération des viscères ni dans la région thoracique. L'urine, qui réagit sur l'inoxanthine, est riche en phosphates salins. Sensibilité tactile normale dans les muscles paralysés. Sous l'influence du courant électrique, les muscles des extrémités affectées se contractent faiblement, surtout ceux de l'avant-bras.

A son entrée à la clinique, le malade ne pouvait guère parler, et l'on aurait pu croire qu'il était tout à fait sans connaissance ; mais à l'expression des yeux, et aux différents mouvements que le malade faisait des lèvres, de la tête, et du bras gauche aux questions qu'on lui posait, on voyait qu'il avait conservé l'usage de ses facultés intellectuelles. On pouvait supposer une altération des muscles concourant à l'articulation des sons, mais le mouvement normal de la langue et des lèvres contredisait cette hypothèse. Par la suite, on constata que le mutisme provenait de la perte de la mémoire des mots.

Au bout d'un mois de traitement à l'iodure de potassium, le malade put énoncer quelques monosyllabes, et plus tard répondre même aux questions qu'on lui adressait. Il répétait les mots contenus dans la question qu'on lui adressait, mais de lui-même il n'entamait jamais un entretien, se contredisait souvent dans ses réponses aux mêmes questions, et paraissait mécontent de ne pas dire ce qu'il fallait. Enfin, il ne désignait pas toujours par les mêmes mots les objets qu'on lui présentait, mais leur donnait des noms qui ne différaient pas pourtant beaucoup de leurs usages : ainsi, il appelait un verre une bouteille, une cuiller une fourchette, un drap une couverture, etc.

Le développement lent de l'hémiplégie, attaquant d'abord l'extrémité supérieure, puis l'extrémité inférieure, la perte de la parole, par suite de l'oubli des mots, tous ces symptômes réunis semblaient favoriser la supposition d'une altération lente et profonde de la substance du cerveau. Les symptômes de syphilis, qui ont précédé la paralysie autorisent également à admettre que l'affection cérébrale était due à la syphilis.

Pour ce qui concerne le cerveau et la moelle allongée, on y distingue trois formes d'altération : la forme congestive, inflammatoire avec ramollissement, et la forme à productions plastiques à laquelle se rapportent la sclérose et les tumeurs.

Il est difficile de décider laquelle de ces trois formes a donné lieu, dans le cas présent, aux phénomènes que nous constatons. On peut supposer avec quelque vraisemblance que c'est la seconde. Ce cas est surtout remarquable sous le rapport du traitement, qui obtint une guérison complète.

Vu les accidents syphilitiques précédents, et en partie les accidents actuels qui se manifestent par une tuméfaction des ganglions inguinaux et cervicaux, je lui prescrivis dans les premiers jours de novembre le sublimé et l'iodure de potassium. Amélioration notable dans les premiers jours de ce traitement : le malade parlait, pouvait mouvoir librement la jambe paralysée, et le 3 décembre il peut quitter le lit.

Aujourd'hui, en février 1868, il marche sans aide, il est vrai avec peine encore, parle beaucoup mieux et ne s'arrête que rarement pour chercher certains mots.

XIV. — Observation de M. Follin (1).

M. Y..., âgé de trente-cinq ans, contracte un chancre induré en 1850. Quelques mois après, il survient des accidents secondaires du côté de la peau. Traitement mercuriel incomplet.

En 1856, Y... se marie. Sa femme accouche d'un enfant qui, quelques jours après la naissance, se couvre de taches et de boutons

(1) Zambaco, *Des affections nerveuses syphilitiques*, 1862, p. 325, obs. LIII.

cutanés, en même temps qu'il offre de nombreuses plaques muqueuses. Il meurt bientôt; la femme de Y... est elle-même infectée. M. Y... a présenté lui-même en 1856, et en même temps que des douleurs ostéocopes, des pertes de connaissance pareilles à des syncopes. Un traitement antisyphilitique fit tout disparaître.

En décembre 1858, *le malade offrait de l'hésitation, de la lenteur dans la parole, et une perte de la mémoire des mots ;* il lui était impossible de rassembler ses idées ; grande irritabilité, grande faiblesse générale de tous les mouvements. Les membres du côté droit étaient plus faibles que ceux du côté opposé. Pas d'hémiplégie faciale ; aucune trace de syphilis sur le corps, pas de céphalées. Le malade est soumis au mercure et à l'iodure de potassium. Au bout de douze jours la parole devient plus nette, les idées plus précises, les mouvements en général plus libres ; le malade peut marcher sans traîner la jambe; les mains ont aussi recouvré une partie de leur force. L'amélioration continue depuis cette époque. La guérison était presque complète. lorsque le malade partit pour la campagne et négligea de continuer son traitement spécifique malgré les conseils qui lui avaient été donnés. Quinze jours après l'interruption de la médication, les membres s'affaiblissent, la langue s'embarrasse, en un mot, tous les symptômes précédemment décrits reviennent. En février 1859, le malade est remis au traitement mixte ; nouvelle amélioration et bientôt disparition de tous les phénomènes signalés.

XV. — Observation de Bousse (1).

Bousse rapporte un cas de syphilis cérébrale chez un homme âgé de vingt-quatre ans, *qui perdit non-seulement toutes les connaissances littéraires et scientifiques qu'il possédait, mais oublia même différents jeux qu'il savait,* au point qu'il fut obligé d'apprendre de nouveau à lire et à écrire, encore ne faisait-il que de faibles progrès.

XVI. — Observation de Kuh (2).

Le 15 janvier 1864, une femme, âgée de quarante-sept ans, entre à l'hôpital : syphilis papuleuse sur tout le corps ; ganglions du cou,

(1) *Prager Medic. Wochenschrift,* 1864, article de *Jaksch. Klin. Vortr. über die Lehre der Syphilis innerer Organe.*

(2) *Prager Medic. Wochenschrift,* 23, 1864 « *Syphil. Hirnentzündung* » (*Cerebritis syphilitica*).

des coudes et des aisselles tuméfiées ; ulcérations des amygdales et
iritis de l'œil droit ; traîne la jambe droite en marchant ; facultés
intellectuelles normales. Dix semaines avant son entrée à l'hôpital,
elle avait un écoulement vaginal, suivi d'une éruption sur tout le
corps, d'une perte de la voix, d'un affaiblissement de la vue, d'une
sensibilité exagérée de l'extrémité inférieure gauche. Frictions mercurielles et iodure de potassium ; le 20 janvier, paralysie complète
des extrémités inférieures et ptosis de la paupière droite. Le 3 février,
hémiplégie gauche de la face et du bras, fortes douleurs dans l'os
occipital ; faiblesse de la mémoire, difficulté de la parole : les facultés
mentales paraissent conservées, mais la malade pleure souvent.
13 février, attaque épileptiforme suivie aussitôt de paralysie de l'extrémité inférieure droite. 14 février, la malade ne reconnaît plus les
personnes qui l'entourent. Délire interrompu.

16 février, paralysie de l'extrémité supérieure droite : à partir de
ce jour, la malade ne prononça plus un mot.

18 février, mort.

Autopsie. — Amincissement des os du crâne ; pertes partielles de
substance sur la lame interne des os pariétaux et frontaux. Les méninges présentent une infiltration purulente. La substance grise du
cerveau est d'un jaune rouge et ramollie. La substance blanche
de l'hémisphère gauche, d'un gris sale, est assez dure, mais par
endroits jaune et ramollie. L'hémisphère droit présente des phénomènes analogues, de plus deux foyers ramollis d'une couleur gris
jaune, du volume d'une noix, et trois nœuds plus durs, du volume
d'une noisette.

XVII. — Observation de Zambaco (1).

En octobre 1857, la nommée V..., âgée de vingt et un ans, remarqua
des boutons sur la peau des membres et du tronc. En avril 1858,
ecthyma syphilitique, alopécie et plaques muqueuses. Paralysie
faciale du côté droit. Parole embarrassée. On lui ordonne protoiodure
de mercure. Vésicatoire sur le trajet du nerf facial. Guérison.

Le 17 novembre 1858, sans aucun prodrome, paralysie complète
de tout le côté droit, *affaiblissement de la mémoire avec prononciation
difficile.* Cependant, en faisant de grands efforts, la malade parvenait
à s'exprimer distinctement. Psoriasis à la joue droite, taches d'un
rouge cuivré aux extrémités inférieures.

(1) Zambaco, *Affections syphilitiques nerveuses,* p. 197, obs. XXVIII.

Amélioration considérable sous l'influence du traitement mercuriel.

XVIII. — OBSERVATION DE LANCEREAUX (1).

M. N..., âgé de trente ans, en 1844 contracte un chancre induré et
suivi de roséole, de plaques muqueuses, puis de syphilide pustuleuse.
En 1851, le malade s'aperçoit d'une faiblesse générale, *il perd la voix
et la parole sans qu'on puisse constater la moindre altération du larynx ;*
la marche est chancelante. Au bout de cinq jours, le malade recouvre
la parole, mais conserve un bégayement très-prononcé. On le soumet
à l'usage de la liqueur de van Swieten et de l'iodure de potassium,
et au bout de trois mois il sortait de l'hôpital complétement guéri.
En 1857, il a un peu de difficulté à uriner ; on le traite par l'intro-
duction des bougies.

En 1858 il éprouve des éblouissements, des étourdissements, des
tintements d'oreilles, des douleurs dans les deux tempes, plus vives
la nuit ; en septembre, il rentre à la Charité ; on constate l'état suivant : Articulation des mots difficiles, le malade est obligé de chercher ses expressions et ne les trouve qu'avec peine. Dès qu'il parle,
les lèvres sont agitées par un tremblement, il bégaye beaucoup. La
mémoire a sensiblement diminué. Il se croit un peu poëte. Le
malade accuse une grande faiblesse dans les quatre membres ; sensibilité émoussée dans les membres inférieurs. Les facultés génésiques
paraissent complétement abolies. Iodure de potassium, concurrem-
ment avec la liqueur de van Swieten, puis trois pilules de Sédillot
par jour. Le 25 novembre il sort complétement guéri. »

Le caractère syphilitique de l'affection cérébrale n'est pas assez
suffisamment démontré dans cette observation. Quant à l'altération
de la parole, par suite de la perte de la mémoire, elle était accompagnée d'idées fausses (le malade se croyait poëte) ; elle ne saurait
être rapportée à l'aphasie qui ne suppose que l'affaiblissement des
facultés intellectuelles et non l'existence d'idées extravagantes.

(1) *Des affections nerveuses syphilitiques*, par L. Gros et Lancereaux. 1861, p. 285,
obs. 170.

XIX. — Observation de K. Westphal (1).

Un homme de trente-trois ans avait eu, avant son entrée à l'hôpital, une périostite syphilitique des os du crâne, qui disparut à la suite d'un traitement iodé suivi pendant une année.

En avril 1861, il se plaint de maux de tête, survinrent une dilatation de la pupille, ptosis de la paupière supérieure droite, des convulsions avec perte de mémoire ; il croyait constamment sentir une odeur d'ammoniaque. Démarche incertaine et incontinence d'urine. Ses facultés mentales s'affaiblissaient graduellement. *La parole devint mal assurée, il commença à bégayer et ne pouvait trouver les mots correspondant à sa pensée.* La mémoire faiblissait de plus en plus, le malade devint de mauvaise humeur et tombait souvent dans le désespoir. Aux questions qu'on lui posait, il répondait en bégayant par des paroles incohérentes.

Le 22 mars 1862, presque idiot, il fut admis à la Charité dans la section des aliénés ; tous ses mouvements étaient mal assurés, la parole lente, il bégayait et nasillait, était affecté de ptosis de la paupière droite, exophthalmie, perte de mémoire et des facultés intellectuelles. L'état du malade s'aggravait.

Le 17 avril, parole très-embarrassée, monotone, sans expression. La cornée de l'œil droit est insensible ; la commissure droite de la bouche déviée ; les muscles de la moitié gauche de la face étaient immobiles. Quand on piquait la moitié gauche de la face, c'est la moitié droite qui se contractait. Déglutition pénible provoquant la toux, le malade ne pouvait pas mâcher. Il serre plus faiblement de la main gauche que de la main droite. Évacuations involontaires. Cet état persiste jusqu'à sa mort, le 6 mai 1862.

Autopsie. — Cicatrice à l'os coronal ; formation d'ostéophites ; tumeurs gommeuses à la surface du cerveau. Le nerf trijumeau droit jusqu'au glanglion de Gasser est enfoncé dans une masse gommeuse. Dégénérescence gommeuse des nerfs oculo-moteur et olfactif droit. Foyers ramollis dans la substance cérébrale ; broncho-pneumonie ; ganglions inguinaux augmentés de volume. L'autopsie, pratiquée par le professeur Reklingshausen, est rapportée avec une justesse et une exactitude admirables.

---

(1) *Allgemeine Zeitschrift für Psychiatrie, « Zwei Fälle v. Hirinsyphilis. »* Berlin, 1863, XX vol., V et VI Heft., p. 481.

XX. — Observation de Melchior Robert (1).

M. X... commença à présenter, le 16 juillet 1852, des phénomènes d'aliénation mentale ; sa parole devint lente et entrecoupée, semblable au bredouillement des malades atteints de paralysie générale ; l'avant-bras droit et la main du même côté furent le siége de fourmillements et d'un léger engourdissement, les objets mis dans la paume de cette main paraissaient beaucoup plus petits qu'ils ne l'étaient : ainsi une pièce de cinq francs donnait la sensation d'une pièce de cinquante centimes.

Le mouvement n'était point altéré. Le malade accusait en même temps un mal de tête fixe, un peu au-dessus de la région pariétale gauche, et une demi-surdité dans l'oreille du même côté, symptômes qui augmentaient d'intensité la nuit et surtout le matin, au réveil. Défaut d'appétit, amertume dans la bouche, air de stupeur sur la face, désir de la solitude, caractère très-irascible à cause de la difficulté qu'il éprouvait à se faire comprendre.

J'ai déjà traité le malade pour des accidents syphilitiques, et notamment pour une exostose du tibia, pour une douleur ostéocope avec surdité, située sur la même région que celle dont il souffre actuellement ; je fis une analyse sérieuse des phénomènes qui se montraient. Je m'assurai que les douleurs situées au niveau de la région temporo-frontale n'augmentaient point par la pression, j'en conclus un gonflement partiel de la table interne du temporal ; *quant à la difficulté de prononciation, je constatai qu'elle ne dépendait ni de la paralysie des lèvres, ni de la langue, mais qu'elle tenait à la perte de la mémoire.* En effet, le malade avait complétement oublié ce qui s'était passé avant sa maladie ; il ne se souvenait même plus des faits accomplis la veille, il avait oublié le nom des objets, celui des lettres, et il ne lui était pas possible de lire ou d'écrire.

Iodure de potassium......................... 30 grammes
Sirop de gentiane........................... 500   —

Faites dissoudre et mêlez ; une cuillerée matin et soir.

Prendre tous les jours un bain tiède, et faire quelques ablutions froides sur la tête. Nourriture végétale.

Le quatrième jour de ce traitement l'amélioration commence.

Le 27 juillet, tous les symptômes que le malade avait présentés ont

(1) *Nouveau traité des maladies vénériennes*, par le doct. Melchior Robert. 1861, p. 645.

disparu, il a recouvré sa gaieté, son appétit et sa mémoire, etc. Il me fit l'histoire de sa maladie.

En 1847, il a eu une ulcération à base très-dure, située sur le côté droit de la lèvre inférieure et accompagnée d'un engorgement très-dur non suppuré à la partie supérieure et droite du cou ; cette ulcération, dont on voit encore la cicatrice, était, sans aucun doute, un chancre induré auquel on doit rattacher les maux de gorge, les maux de tête continuels, une affection de l'ongle du médius droit, des syphilides palmaires et plantaires, un impétigo syphilitique du cuir chevelu, des ecthymas, des tubercules d'épaisseur de la peau, une exostose du tibia droit, des douleurs ostéocopes, avec surdité de la région temporo-pariétale, et, enfin, les derniers symptômes qui ont été l'occasion de cette observation.

En 1854, nous avons appris que M. X... venait d'être atteint, pour la seconde fois, de symptômes d'aliénation mentale, et, qu'après plusieurs mois de traitement, il s'était éteint dans un état de démence paralytique.

Cette observation ne présente pas, à proprement parler, un cas d'aphasie syphilitique, car le malade était affecté d'amnésie complète avec dérangement des facultés intellectuelles. Néanmoins ce cas se rapproche beaucoup de celui qui fait l'objet de ma seconde observation. Il est très-probable que, si M. X... était resté plus longtemps sans traitement, l'exostose qui siégeait sur la lame interne, augmentant continuellement, l'amnémonomie dont il était affecté se serait transformée en amnésie complète accompagnée de dérangements dans les fonctions cérébrales, comme cela a eu lieu dans le cas décrit par M. Melchior Robert.

XXI. — Observation de Lagneau fils (1).

Le 26 mai 1857, madame **, âgée d'environ soixante ans, a une ulcération de plus d'un centimètre d'étendue dans le sillon gingivo-labial du côté gauche. Le 13 juin, la voûte palatine présente plusieurs petits foyers purulents ouverts. Le 4 juillet, cette femme sent une surface osseuse dénudée quand la pointe de sa langue pénètre au fond de la plaie anfractueuse, purulente.

Iodure de potassium....................... 10 grammes
Eau..... .... 150 —

(1) *Maladies syphilitiques du système nerveux*, p. 513, obs. CCXXIX.

Tisane de salsepareille, deux cuillerées par jour. Le 10 août, cicatrisation.

Au commencement de 1858, cette femme souffre de douleurs de tête, plutôt sourdes, gravatives que violentes; marche incertaine; je conseille à diverses reprises des purgatifs et des tisanes rafraîchissantes.

Le 22 juillet, *la malade parle avec une extrême difficulté, elle commence une phrase, un mot même sans pouvoir l'achever;* ni la langue, ni la face ne sont déviées. Cet embarras de la parole semble dû plutôt à une abolition de la mémoire qu'à une paralysie ; pourtant certains sons, certaines voyelles sont difficilement prononcés. Elle s'irrite de ce que l'on ne peut pas la comprendre et se plaint de douleurs dans la région supérieure du pariétal gauche; les lèvres et le nez sont redevenus rouges, violacés et tuméfiés. Reprendre l'iodure de potassium. Après avoir obtenu une légère amélioration, la malade ne tarda pas à cesser l'usage du médicament.

Le 19 octobre, elle parle plus facilement, mais avec une grande volubilité. Elle avoue que ses idées se croisent, elle prétend que ses enfants veulent la tuer.

Des excroissances se font remarquer à la partie profonde de la région dorsale de la langue, du côté gauche. Recommence à prendre l'iodure de potassium.

Le 7 février elle ne peut plus se lever, elle parle assez facilement, souffre dans la partie gauche de la région frontale. L'état général de la malade va en empirant. Le 22 février elle dort beaucoup, parle assez distinctement, mais lentement.

Le 22 août, elle ne veut plus manger depuis plusieurs semaines ; elle ne reconnaît plus, ne parle plus, prononce seulement quelques sons inintelligibles. Le 25 août, mort.

XXII. — OBSERVATION DE M. GRISOLLE (1).

Le nommé B..., âgé de trente-deux ans, entre à l'Hôtel-Dieu dans le service du professeur Grisolle, le 21 juin 1862. D'une force moyenne, d'une bonne constitution, il n'a jamais eu de maladies sérieuses et prétend n'avoir jamais eu d'affection vénérienne et aucune lésion aux parties génitales. Deux ans auparavant il eut un mal de gorge sur la nature duquel il lui est assez difficile de se prononcer. A l'examen on lui constate : une éruption sous forme de boutons ou de tubercules groupés en cercle, d'une coloration cuivrée, occupant les

____

(1) Lancereaux, *Traité historique et pratique de la syphilis*, p. 472.

parties postérieures des cuisses, les parties antérieures des aines et les régions des reins. Cette éruption se retrouve sous les bras, dans le creux poplité et sur le gland. Au dire du malade, il serait affecté de cette éruption depuis trois mois. A la face postérieure des deux avant-bras, on constate la présence de deux tumeurs arrondies, assez fermes, mobiles, du volume d'une petite noisette. Légère exostose de la clavicule gauche.

Depuis environ six semaines, vertiges, étourdissements, céphalée intense, insomnies opiniâtres ; puis, tout à coup, accès vertigineux plus violents, suivis de perte de connaissance sans convulsions. Ces mêmes accidents se reproduisirent, une saignée fut pratiquée, puis survint une hémiplégie du côté gauche. Le malade se décide alors à entrer à l'hôpital. La paralysie, fort incomplète, n'empêche pas la marche ; mais le malade fait remarquer qu'en marchant il se dirige toujours malgré lui vers la gauche. Bien que la bouche paraisse légèrement déviée, l'hémiplégie de la face est pourtant fort douteuse. *La parole, depuis la dernière attaque, est embarrassée, la mémoire peu fidèle ;* intelligence obtuse, physionomie hébétée. Absence de fièvre. Les battements du cœur sont sourds et irréguliers; matité précordiale étendue. Le foie paraît sain. Teinte jaunâtre de la peau.

Iodure de potassium, pilules de Dupuytren.

Le 11 juillet le malade, guéri, demande sa sortie.

XXIII. — OBSERVATION DE SIREDEY (1).

B..., âgé de vingt-sept ans, eut un chancre en 1849 ; six ou sept mois après survinrent angine, alopécie et douleurs vagues dans la tête.

En 1854, roséole et plaques muqueuses.

En 1855, le malade ressentit de la faiblesse dans les jambes. On le soumit à l'usage de brucine en pilules.

En 1857, il s'aperçut de tremblements dans les membres, plus marqués dans les membres inférieurs ; douleurs dans le dos, sa marche devint chancelante. Il survint des douleurs dans les deux régions temporales, qui augmentaient la nuit et troublaient le sommeil. Sens du goût affaibli, ouïe obtuse, embarras de la parole, perte de la mémoire, idées incohérentes, peu lucides.

En mars 1857, le malade entre à l'hôpital de la Pitié : embarras de la parole, *le malade s'arrête au milieu d'un mot; il comprend ce qu'on lui dit, mais souvent le mot propre lui manque pour répondre.* Perte de

---

(1) Gros et Lancereaux, *Des affections nerveuses syphilit.* 1861, p. 282, obs. CLXIX.

la mémoire, un peu de délire ambitieux, le malade se croit grand musicien et poëte. Marche très-chancelante ; le sens du toucher est vague ; anesthésie des jambes et des cuisses ; douleurs dans la tête, pendant la nuit surtout. Urines involontaires. Liqueur de van Swieten et iodure de potassium.

25 juin. La mémoire est un peu revenue ; parole moins embarrassée ; le tremblement des membres a beaucoup diminué ; marche facile. Il continue son traitement.

XXIV. — Observation de Zambaco (1).

Un malade affecté de syphilis (portant des traces de périostoses à la région mastoïdienne gauche) et d'une hémiplégie du côté gauche, se plaint que *sa parole devenait souvent difficile et que sa mémoire s'affaiblissait.* Son intelligence devint incapable de fixité et un découragement prononcé s'empara de lui, en même temps qu'une tristesse profonde. Guérison, sous l'influence du traitement à l'iodure de potassium et de douches sur la colonne vertébrale.

Outre ces observations, il est encore question de perte de la mémoire et d'embarras de la parole par suite d'affections syphilitiques du cerveau dans le livre de Lagneau fils : *De la syphilis du système nerveux*, observations de Charles Garignani (Lagneau, *l. c.*, obs. 6), de J. L. Petit (Lagneau, *l. c.*, obs. 27) de Read (Lagneau, *l. c.*, obs. 173), de Schutzemberg (Lagneau, *l. c.*, obs. 151).

Dans *London medical Gazette* du mois de janvier 1851, on rapporte un cas de perte de la mémoire accompagnée d'une parésie droite chez un ancien syphilitique. A l'autopsie, on constate un épaississement et une adhérence de la dure-mère au crâne en un point correspondant à deux larges plaques de couleur jaune puriformes.

Un cas d'embarras de la parole avec perte de la mémoire est encore rapporté dans l'observation de R. Meyer (*Canst. Jahrsb.*, 1865, tome IV, page 153). L'auteur pense que les accidents cérébraux relatés par lui dépendaient d'une arachnitis papuleuse syphilitique, parce qu'ils se sont produits dans la période dite secon-

____

(1) *Affections nerveuses syphilit.*, p. 201, obs. XXVIII.

daire et étaient accompagnés de plaques muqueuses. Dans une autre observation du même auteur, il est question de parole embarrassée à la suite de parésie du nerf hypoglosse.

Dans l'ouvrage de Lancereaux, il est question seulement en passant de l'affaissement de la mémoire et de l'embarras de la parole chez une malade de quarante-cinq ans. A l'autopsie, on a trouvé dans le cerveau quelques produits d'origine syphilitique.

TROISIÈME CATÉGORIE.

XXV. — Observation de John Isbell (1).

M. M..., en novembre 1812, se plaignait de douleurs dans les membres; ces douleurs étaient portées au plus haut point d'intensité pendant la nuit. Perte, par intervalles, du mouvement volontaire et de la sensibilité dans la jambe et le bras droit. Chaque jour, entre onze heures du matin et deux heures de l'après-midi, il survenait une perte totale de la vue, précédée d'une vive douleur au front, douleur qui occupait principalement le dessus des orbites. L'attaque durait ordinairement une demi-heure ou un quart d'heure et se renouvelait souvent trois ou quatre fois pendant les susdites heures. Le malade était en outre *privé, de temps à autre, de la faculté de parler*, mais cette privation durait rarement plus d'une à deux minutes.

En examinant le corps, je découvris, à la partie inférieure du radius du bras gauche, une augmentation de volume ressemblant à un nœud vénérien (*nodus syphiliticus*). La tumeur devenait très-douloureuse la nuit.

Voici le récit de ses douleurs : Environ quatre ans auparavant, il avait contracté deux fois la maladie vénérienne, sous forme de chancres, dont il s'était débarrassé au moyen de quelques remèdes fournis par un droguiste. Un an après, il ressentit de légères douleurs dans les membres, et, environ une fois tous les quinze jours, il fut pris d'un obscurcissement de la vue qui se déclarait vers midi. Pendant un an, ces accidents se sont graduellement accrus, au point que la maladie revenait chaque jour sous la forme décrite plus haut.

Frictions mercurielles, 1 gros.

Les jours suivants la cécité ne revint pas. Amélioration et guérison sous l'influence de ces frictions.

(1) Yvaren, *Métamorphoses de la syphilis*, p. 147.

XXVI. — Observation de Worms (1).

S..., âgé de trente-neuf ans, entre à l'hôpital du Gros-Caillou. Constitution moyenne, faciès pâle, amaigri, alopécie incomplète. Se plaint d'une douleur de tête siégeant à gauche, au-dessus de l'oreille, et s'irradiant dans le front, la joue et le menton du même côté, douleur qu'il a ressentie à plusieurs reprises depuis cinq à six mois, mais qui, depuis dix jours, est revenue avec une intensité nouvelle. Les accès sont irrégulièrement intermittents ; il ne se passe pas de jour sans qu'il souffre horriblement pendant deux ou trois heures. Douleurs lancinantes, l'œil ne devient pas rouge. Pendant toute la durée de l'accès, le malade bégaye en parlant et, *quelquefois, il lui est impossible d'articuler les mots.*

La pression du temporal est douloureuse ; il n'existe aucune tumeur appréciable à la face externe du crâne. Pas de paralysie ni de la face, ni de la langue ; il est certain que le malade a eu un chancre il y a un an et qu'il en avait déjà eu d'autres précédemment, mais la filiation des autres accidents n'a pas été suivie. Actuellement, il n'existe ni ulcérations à la gorge, ni taches, ni tumeurs sur le corps.

On établit le diagnostic : altération osseuse, compromettant l'intégrité du ganglion de Gasser. A partir du 8 juillet, on prescrit l'iodure de potassium à la dose de 1 gr. à 1 gr. 50 cent. par jour. Au bout de dix jours, les douleurs faciales sont complétement guéries. Il quitte l'hôpital avec la prescription de continuer l'iodure de potassium jusqu'au 30 juillet.

Le 21 septembre, le malade est rapporté à l'hôpital, il a été subitement pris d'attaques convulsives.

Le 22 au matin, perte absolue de connaissance. Attaques épileptiformes se succédant de quart d'heure en quart d'heure. Contraction de la jambe et du bras droits.

24, 25, 26 septembre, coma profond et mort.

Autopsie. — Toute la portion des méninges qui tapisse le temporal gauche et le rocher est épaissie, rouge et recouverte de pus en dehors et en dedans. La portion de l'hémisphère gauche correspondant à la portion malade des enveloppes est recouverte de pus, ramollie, réduite en bouillie dans sa masse jusqu'à 3 centimètres de profondeur. Le ganglion de Gasser est compris dans une masse épaisse et purulente de la dure-mère crânienne ; à l'œil nu il ne paraît pas altéré,

(1) Gros et Lancereaux, *Affect. nerveuses syphilit.*, p. 387, obs. CCXVIII, 1861.

mais il est comprimé ; toute la portion osseuse du temporal correspondant à la base du rocher est épaissie, celle-ci est cariée et remplie de pus et de détritus osseux.

XXVII. — Observation de Tungel (1).

Une fille âgée de quarante ans, au teint pâle et à la figure boursouflée, entre, le 15 mars 1860, à l'hôpital. Elle accuse depuis cinq mois des maux de tête, des vertiges et la perte graduelle de ses forces. Quatre jours après son entrée, attaque épileptique.

14 avril, deux nouvelles attaques, la dernière plus faible, dans laquelle, *malgré la perte de parole, la connaissance est restée intacte*. À partir de ce moment, fatigue, céphalalgies fréquentes, bouffissure du visage. Les 18, 19, 29 juillet et 4 août les accès reparaissent.

Sortie le 15 août, la malade rentre le 28. L'œdème reparut peu de temps après sa sortie.

Les 3 et 10 septembre, perte de connaissance sans convulsions. Diurétiques, disparition de l'œdème.

En octobre, le caractère de la malade devient mélancolique ; accès d'oppression, bourdonnements d'oreilles, pesanteur de tête, pleurs.

En février 1861, œdème plus considérable ; poids spécifique de l'urine augmenté ; ce liquide contient des cylindres fibrineux minces, de nombreux corpuscules du sang et beaucoup d'albumine. L'emploi de la coloquinte et de la gomme-gutte reste sans effets. L'hydropisie augmente, il survient même de l'ascite.

3 avril, accès convulsifs, à la suite desquels pesanteur de la tête, sopor, déjections involontaires, fréquence et petitesse du pouls, érysipèle de la jambe gauche.

Le 5, attaques épileptiformes.

Le 6 avril, mort.

On apprit, pendant les derniers jours de sa vie, que cette malade avait appartenu à la classe des prostituées, et qu'elle avait été autrefois à l'hôpital pour un ulcère primitif, et, plus tard, en 1857, pour des accidents secondaires.

Autopsie. — La dure-mère est solidement unie à la boîte crânienne du côté gauche. Après l'avoir décollée, on constate l'existence d'une couche exsudative ferme et d'une coloration d'un blanc jaunâtre, située entre l'os et cette membrane, à laquelle elle reste adhérente. La surface interne du crâne est spongieuse et dépolie ; l'os frontal est

____

(1) *Traité historiq. et pratiq.*, par E. Lancereaux, p. 447.

épaissi et anfractueux à gauche. Sur la face externe du pariétal droit, dépression de la largeur d'une pièce de cinq francs, mal limitée avec ostéophytes sur ses bords. La dure-mère, à ce niveau, adhère à la pie-mère, tantôt par un tissu cellulaire à petites aréoles, tantôt par une exsudation celluleuse, et en trois endroits différents par des masses solides, élastiques, sèches et jaunes s'enfonçant entre les circonvolutions dont elles sont en partie inséparables. La substance médullaire qui correspond à ces masses est injectée et incomplètement ramollie. Pas d'altération, d'ailleurs, au sein de la substance nerveuse; sérosité peu abondante dans les ventricules; tuméfaction ferme, transparente à la face externe de l'épiglotte. A la partie moyenne de cet opercule, saillie rouge sale, et, à la coupe, dépôt d'une ligne d'épaisseur, solide et jaunâtre.

Le ligament ary-épiglottique est un peu œdématié. Grande quantité de liquide dans les plèvres; lobes inférieurs des poumons légèrement comprimés, ces organes sont mous, infiltrés. Le cœur est petit, pointillé de rouge; stries sanguines sur la face postérieure du ventricule gauche; sérosité rougeâtre dans la cavité du péritoine, adhérences du foie au diaphragme.

A la surface de cet organe, nombreuses dépressions dues à un tissu calleux qui s'étend de la séreuse dans la profondeur de la substance hépatique. Granulations comme cirrhotiques, absence de dépôt gommeux. Les reins sont peu hypertrophiés, substance corticale tuméfiée et d'un rouge jaunâtre; à la coupe cette substance est injectée et molle. Adhérences des organes génitaux entre eux, trompes distendues par un liquide aqueux, orifice utérin du diamètre d'une tête d'épingle. Rien aux parties génitales externes. Tibias non tuméfiés.

XXVIII. — OBSERVATION DE FISCHER (1).

Fischer rapporte une observation, empruntée à la clinique du professeur Traube, sur *un embarras périodique de la parole* chez un malade affecté de syphilis, avec hémiplégie gauche de la face et de l'extrémité supérieure du même côté.

(1) *Schmidt's Jahrb.*, 1863, vol. 119, p. 30.

QUATRIÈME CATÉGORIE.

XXIX. — Observation de Leiden (1).

Une femme, âgée de trente-huit ans, se plaint d'une respiration douloureuse et de maux de tête devenus presque continuels qui l'empêchaient de dormir. Facultés intellectuelles et paroles conservées.

A l'examen de la malade, en juin 1863, je pouvais constater : température 39°,6; 116 pulsations à la minute; peau du thorax plus sensible qu'à l'état normal. Aucun symptôme morbide à l'auscultation et à la percussion. Point de paralysie. Maux de tête intenses avec exacerbations nocturnes. Sous l'influence de l'iodure de potassium, l'état de la malade s'améliora.

Le 25 juin 1866, la malade présentait : facultés intellectuelles intègres en apparence; quoique *les réponses fussent un peu lentes, les mots étaient prononcés avec peine et d'une manière peu intelligible.* La malade tirait la langue, mais les mouvements de cet organe étaient lents et pénibles. Déglutition pénible, la malade avalait de travers ; le voile du palais est un peu abaissé; paralysie du nerf facial du côté gauche. La malade plissait plus faiblement la peau du front à gauche qu'à droite ; angle gauche de la bouche un peu abaissé : paralysie du bras droit ; humérus attiré vers l'épaule; paralysie presque complète de la jambe droite. La sensibilité du bras droit est légèrement diminuée, mais normale dans les extrémités inférieures. Point d'état fébrile. Céphalalgies intenses surtout du côté droit. De nouveau iodure de potassium.

Le 5 juillet, les facultés intellectuelles paraissent notablement affaiblies; la malade pleurait et riait alternativement ; la parole, la déglutition et la paralysie restaient *in statu quo.* En octobre, la *malade répondait aux questions par des sons complétement inintelligibles, inter-*

<hr>

(1) *Berliner Klin. Wochenschrift*, mars 1867, n° 9,

rompus tantôt par des pleurs, tantôt par le rire. La perte de l'intelligence devient évidente. La malade ne se plaint d'aucune douleur, mais ne peut se mouvoir sans être aidée. Les mouvements de la langue sont très-limités et très-pénibles, au point qu'elle ne peut avaler qu'une nourriture liquide. Évacuations involontaires. Fièvre et sueurs nocturnes. Le 25 novembre, mort.

Autopsie pratiquée par le professeur Neumann. Os du crâne épaissi; les méninges sont adhérentes l'une à l'autre. Les vaisseaux de la pie-mère du côté gauche contiennent plus de sang que ceux du côté opposé. La pie-mère de l'hémisphère gauche présente un foyer hémorrhagique. Adhérence complète du lobe moyen gauche à la dure-mère, à la base du cerveau.

Les vaisseaux du cercle artériel de Willis sont à l'état normal. A la coupe la substance du cerveau ne contient pas beaucoup de sang. Un peu de sérosité dans le ventricule latéral gauche ; l'épendyme est légèrement épaissi. Dans le corps strié à gauche, vers la surface, on trouva une plaque de la dimension d'une pièce de cinquante centimes, de couleur orange, recouverte d'une couche mince de substance cérébrale, facilement enlevée par le jet de l'eau; la partie antérieure du corps strié est réduite en bouillie jaune.

Le ramollissement continue dans la partie postérieure et interne de l'hémisphère et dans la base du lobe moyen. Dans la partie droite du corps strié, on constate un foyer de ramollissement moins étendu, de la dimension d'une noisette ; les couches optiques contiennent plusieurs foyers ramollis en forme de kyste. A la coupe, le pont de Varole offre une couleur rouge sale. A gauche de la ligne médiane, on constatait un foyer ramolli de la grosseur d'une noisette, entouré de substance cérébrale d'un rouge sale. Le poumon gauche présentait des tubercules miliaires. Au sommet du poumon droit, deux foyers de la dimension d'une noix présentant à la coupe une structure réticulée très-régulière ; des stries jaunes entouraient en forme de filets des îlots rouges. Même noyau de la dimension d'un œuf dans le lobe moyen du poumon droit, le lobe inférieur en contenait un de dimension moindre. Le parenchyme de la rate réagissait sur l'iode. Cœur normal. La surface du foie est sillonnée par du tissu cicatriciel. Dans la substance même de l'organe on constate des foyers durs, caséeux, de la grosseur d'un pois.

L'examen microscopique démontra une masse de petites hémorrhagies contenues dans la base du cerveau hypertrophié, ainsi qu'une hypérémie générale.

Les antécédents de la malade ne permirent pas de constater une cause syphilitique ; il n'y a que l'autopsie, si habilement et exactement relatée, qui autorisa un semblable diagnostic. L'iodure de potassium fut administré sans succès. L'altération de la parole était accompagnée de mouvements pénibles de la langue et de déglutition difficile. La parole devint plus embarrassée à mesure que les mouvements de la langue et la déglutition devinrent plus difficiles. Absence complète des facultés intellectuelles, suivie de perte de connaissance. Dans le cas présent, il n'y avait pas d'aphasie, quoiqu'il soit très-probable qu'il y avait altération des centres coordinateurs. C'est spécialement pour de semblables cas que le professeur Leiden propose le nom d'*anarthrie*.

Les observations suivantes font partie de la même catégorie des affections syphilitiques du cerveau, se manifestant par l'altération de la parole, accompagnée d'une déglutition difficile.

XXX. — Observation de Passavant (1).

En juillet 1857, je fus appelé auprès d'un malade syphilitique affecté d'iritis, souffrant de maux de tête et d'une éruption sur presque tout le corps. Dans son enfance il eut la scarlatine, ce qui lui laissa l'oreille gauche un peu dure. De temps en temps il a un écoulement de cette oreille. Il y a cinq mois, il a contracté un chancre, qui se cicatrisa après un traitement antisyphilitique. Au printemps de l'année 1858, le malade fut pris de violentes céphalalgies et de douleurs quasi rhumatismales dans tout le corps, en outre il éprouva un abaissement de la paupière supérieure gauche (ptosis), qui disparut promptement. Démarche mal assurée, insomnies, constipations, et parfois évacuations involontaires. Iodure de potassium et bains de vapeur.

En juin 1858, après un de ces bains, le malade eut un accès singulier : pesanteur dans la poitrine, embarras de la parole, ses pieds ne le soutenaient plus, symptômes qui disparurent cependant bientôt. Un jour avant cet accès, il avait déjà ressenti quelque chose de semblable, mais à un moindre degré. Le 26 juin, l'accès se renouvela, mais plus violent et fut accompagné d'hémiplégie droite et de perte de la parole : *le malade s'efforçait de parler, mais n'émettait que des sons inintelligibles*. Les seuls mots que l'on pouvait comprendre étaient «oui» et «non». Intégrité des facultés mentales. Le malade

(1) *Archiv für patholog. Anat. and Physiol. von R. Virchow*, 1862, Bd. XXV, 1 u. 11 Heft, p. 151. « *Syphil. Lähmung.* » Dr. G. Passavant.

comprenait tout ce qu'on lui disait et répondait sans se tromper à toutes les questions par signes de tête. Il avalait souvent de travers. Les accès duraient d'une à deux heures, puis la parole et les mouvements revenaient pour disparaître encore dès que l'accès se répétait.

Le 29 juin, plusieurs accès pendant le jour et la nuit, mais à un moindre degré, la parole est seulement un peu embarrassée ; pendant ces accès, paralysie tantôt de la moitié droite, tantôt de la moitié gauche du corps. Le 29 juin, décoction de Zithmann.

Le 30 juin, l'accès ne se manifesta que par une surdité sans paralysie des membres. Le 2 juillet, récidive des maux de tête et difficulté de la parole.

Le 3, nouveau symptôme : diplopie. Vers la fin de septembre, amélioration sensible. En mars 1850, recrudescence de la céphalalgie et de la diplopie. Amélioration, grâce à l'usage de l'iodure d'hydrargyre. En avril 1859, démarche du malade mal assurée, parole difficile et violents maux de tête.

Le 30 août, aggravation dans la marche, la vue s'affaiblit, le malade lit avec difficulté. Il accuse une faiblesse de la mémoire et craint de devenir fou.

La décoction de Zithmann est reprise et continuée jusqu'en octobre. À cette époque, le malade se fait traiter par un autre médecin entre les mains duquel son état s'aggrave. Vers la fin d'octobre, l'état du malade étant presque sans espoir, il revient à moi.

Dès le 29 novembre, frictions mercurielles suivant la méthode de Zigmund. On en fait en tout à peu près 100, à raison de 3 gr. 75 cent. par jour.

Enfin, après une série de périphrases fort longues, et l'emploi d'une quantité prodigieuse de mercure et d'autres remèdes, nous apprenons, pour notre bonheur, que le malade a fini par guérir en 1861.

XXXI — OBSERVATION DE ZIMSEN (1).

Une femme de trente-sept ans se traite, pendant l'hiver 1854-1855, pour des accidents syphilitiques secondaires. Au printemps 1855, pendant six semaines, douleurs de tête violentes ; au printemps 1856,

(1) *Virchow's Archiv*, 1858, Bd. XIII, p. 386, obs. IV. « *Ueber Lähmung von Gehirnnerven durch Affectionen an der basis Cerebri.* »

elle fut traitée, pour les mêmes douleurs, par l'iodure de potassium quoique sans succès. En juin de la même année aménorrhée. Légère déviation de la face, bourdonnement des oreilles, affaiblissement de l'ouïe. En septembre, la malade s'alita. En novembre, un évanouissement profond avec perte de connaissance prolongée. Son état empira, elle ne pouvait plus se tenir debout, ni marcher. Le 2 décembre, à l'examen, elle présentait l'état suivant : Parésie de la jambe droite, paralysie complète de l'extrémité inférieure gauche ; extrémités supérieures normales ; face contournée ; ouïe faible, *parole embarrassée, presque incompréhensible*. Incontinence d'urine, selles au moyen de lavements seulement. Paralysie presque totale du nerf facial droit, nerf facial gauche normal. Sensibilité dans la région du trijumeau gauche affaiblie, et conservée dans celle du trijumeau droit. Le 19 décembre, les facultés mentales s'améliorent. Le 25, la malade commence à marcher.

Le 1er janvier 1857, elle quitte l'hôpital malgré ses maux de tête et un bourdonnement dans les oreilles. Le 15 juin, son état s'aggrave. Vomissements, vertiges, violents maux de tête avec exacerbations nocturnes ; 40 pulsations à la minute. Depuis le 10 juillet son état s'améliore.

XXXII. — Observation d'Ébrard (1).

Un forgeron, âgé de cinquante et un ans, contracta des chancres à plusieurs reprises différentes.

Sept ans après le dernier chancre, il présentait les symptômes suivants : Douleurs ostéocopes la nuit ; abaissement de la paupière droite, ulcérations du larynx, destruction de la luette, exostoses sur l'os frontal et le fémur ; mémoire et vue affaiblies, pupilles irrégulièrement et inégalement dilatées. Depuis un an déjà le malade avait une déglutition douloureuse ; à la suite de cette douleur *sa parole devint très-embarrassée*. Sa voix est éteinte, son langage peu compréhensible. Traitement mercuriel. Au bout de trois mois, guérison complète, sauf un affaiblissement de la mémoire et une voix rauque.

(1) *Gazette médicale de Paris*, 1845, p. 121. *Névroses syphilitiques*.

XXXIII. — OBSERVATION DE GOADWIN (1).

Un homme âgé de trente-trois ans, affecté depuis plusieurs années d'une syphilis constitutionnelle, éprouva une nuit, cinq mois avant son entrée à l'hôpital, de violents maux de tête, de la pesanteur dans la moitié gauche du corps et de la difficulté dans les mouvements des extrémités du même côté. En même temps il s'aperçut *d'une déglutition pénible et d'un embarras dans la parole*. Son état s'améliore sous l'influence d'un traitement mercuriel, les douleurs de tête n'avaient cependant pas diminué d'intensité, et il ne pouvait pas marcher sans canne. A son entrée à l'hôpital, la sensibilité tactile de la moitié gauche du corps était diminuée ; le malade tirait facilement la langue et pouvait la maintenir droite ; cependant la parole était peu intelligible et la déglutition pénible ; pupilles inégalement dilatées, la pupille droite plus sensible à la lumière. Traitement au sublimé. Amélioration au bout de deux mois, quoique les maux de tête persévèrent. Par suite de salivation on administre l'iodure de potassium. Au bout de huit jours, presque plus de maux de tête. Le traitement fut continué pendant trois ou quatre mois, la parole, la déglutition et la paralysie s'améliorèrent. A sa sortie de l'hôpital, il n'a conservé, de toute sa maladie, qu'un léger affaiblissement de la sensibilité de la moitié droite du corps. Déglutition et parole normales.

XXXIV. — OBSERVATION DE B. BOLL (2).

F..., âgé de cinquante et un ans, entre à Bicêtre le 20 janvier 1855. A l'âge de vingt et un ans, il eut un chancre induré à la couronne du gland ; il consulta un médecin qui lui fit prendre des pilules dont il ignore la composition. Trois mois plus tard il survint une éruption qui dura trois ou quatre semaines et disparut à la suite de quelques bains. Il n'a jamais éprouvé aucun symptôme spécifique depuis ; mais il y a près de vingt ans qu'il a commencé a éprouver des congestions cérébrales de plus en plus fréquentes à mesure qu'il avançait en âge. Il y a plus d'un an, qu'un affaiblissement marqué des membres inférieurs a forcé le malade à solliciter son entrée dans les hôpitaux. Les facultés intellectuelles paraissent au premier abord bien conservées, mais on ne tarde pas à s'apercevoir que la mémoire

---

(1) *Lancet*, 1862, July, obs. III.

(2) Zambaco, *Des affections nerveuses syphilitiques*. Paris, 1862, p. 331, obs. LV.

a perdu sa précision ; les réponses sont brèves, mais assez raisonnables ; aucune trace de délire. La parole est lente, confuse et accompagnée d'une sputation continuelle et d'un tremblement des lèvres qui se communique aussi à une grande partie de la face ; il pleure souvent, sans pouvoir en indiquer le motif ; les pupilles sont contractées, surtout celle de gauche. La sensibilité tactile est fort émoussée, et le malade chancelle en marchant. Pouls calme et régulier ; bon appétit. On prescrit bicarbonate de soude (2 gr. dans une potion), quatre portions alimentaires.

Le 1ᵉʳ février, évacuations involontaires de matières fécales. Le 10 février, un peu de mieux. Le 13 février, état légèrement fébrile, bon appétit, mastication d'une lenteur extrême ; déglutition des liquides encore plus gênée ; il éprouve de la difficulté à fermer la bouche, qui, dans son état habituel, reste béante. L'intelligence paraît conservée, *il semble comprendre les questions qu'on lui adresse et s'efforce d'y répondre, mais ses réponses sont presque inintelligibles à cause de la difficulté qu'il éprouve à former des sons articulés.* Il tire néanmoins assez bien la langue hors de la bouche. Les membres inférieurs et supérieurs conservent encore la faculté de se mouvoir ; le malade sort assez facilement les jambes hors du lit. On le voit à chaque instant pleurer sans motif apparent.

Le 15 avril, hémiplégie avec contracture à gauche ; la sensibilité est conservée dans les membres de ce côté. F... demeure couché sur le côté droit, son corps décrivant un arc de cercle ; quand on le pince, le membre droit remue, mais il lui serait impossible de changer de position. Le 22 mai, l'état du malade s'est subitement aggravé. Des symptômes de congestion cérébrale se manifestent. Incapable de parler, il demeure dans un état de demi-somnolence, et paraît comprendre les questions qu'on lui adresse sans pouvoir y répondre. Mort le lendemain.

Autopsie. — A l'inspection extérieure du cadavre, on constate une déviation latérale gauche de la colonne vertébrale ; la tête est inclinée à droite et ne peut être maintenue dans une position contraire. Les membres inférieurs sont amaigris et contractés, le gauche surtout. A l'ouverture du crâne l'encéphale paraît d'un assez petit volume ; aucune adhérence de la dure-mère aux parois crâniennes. Cette membrane est fortement injectée et parcourue par des arborisations vasculaires. A l'incision de la dure-mère il s'écoule une quantité très-considérable de sérosité. La pie-mère est le siége d'une injection très-vive, et présente des adhérences avec la substance grise des circonvolutions de la convexité des lobes frontaux, plus particulièrement à droite. Injection moins marquée aux lobes postérieurs, sur les parties latérales et à la base du crâne. La masse encéphalique est ramollie dans toute son étendue, plus particulièrement dans les lobes antérieurs. Les ventricules latéraux contiennent une grande quantité de sérosité. A la partie la plus antérieure du lobe frontal droit, sur un point rapproché de la ligne médiane, il existe une tumeur du volume d'une grosse noix, arrondie, blanche, non pédiculée, ayant la consistance de la matière encéphalique, à laquelle elle ressemble sous tous les rapports. Elle est contenue dans une cavité tapissée d'une couche très-mince de substance grise ; à la surface de la tumeur, on observe des arborisations vasculaires très-déliées et en assez grand nombre. Une mince membrane semble en envelopper la superficie ; à la coupe, elle présente un tissu blanchâtre, dur, lardacé, criant sous le scalpel, offrant sur tous les points de son étendue une structure homogène. La pression en fait sortir un suc laiteux très-abondant. Examinée au microscope, cette tumeur est exclusivement composée d'éléments fibro-plastiques (cellules fusiformes et noyaux) avec une faible proportion de globules graisseux ressemblant à des gouttes d'huile.

Il existe dans le péricarde une quantité considérable de sérosité ; les parois du cœur, qui est assez volumineux, sont flasques et molles. Le foie est volumineux, bosselé à la surface et d'une teinte plus jaune qu'à l'état normal.

L'origine syphilitique de cette tumeur cérébrale est assez douteuse. Il y a trente ans, le malade contracta un chancre ; trois mois après l'infection, il lui survint une éruption non spécifiée, et depuis ce moment jusqu'à sa mort il n'a jamais éprouvé aucun symptôme syphilitique, c'est-à-dire pendant trente ans. Enfin, dans les vingt dernières années de sa vie, il était sujet à des congestions cérébrales. Un an et demi avant sa mort, il accusait des symptômes de paralysie, et cependant on ne trouva dans le cerveau qu'une tumeur de couleur laiteuse, uniforme dans toute son étendue. La marche des tumeurs gommeuses est bien différente : n'ayant subi aucun traitement pendant un an et demi, une tumeur gommeuse ne reste jamais isolée, elle présentera indubitablement divers degrés de ramollissement du centre à la périphérie.

XXXV. — OBSERVATION DE REYNAUD (1).

Un matelot, âgé de vingt-deux ans, a eu des symptômes de syphilis primitive qui furent traités par le mercure en très-grande quantité.

(1) Gros et Lancereaux, *Des affections nerveuses syphilitiques*, p. 201, obs. III.

Des pustules cutanées, une alopécie partielle firent administrer l'iode et l'iodure de potassium ; bientôt après, survinrent une orchite double et des accès épileptiformes avec contractures des membres, suivis d'hémiplégie droite, de *perte de la parole*, de surdité, de gêne dans la déglutition et dans la respiration. Prostration et mort.

Autopsie. — Épanchement dans l'arachnoïde, ramollissement du corps strié gauche et de toute la face inférieure du lobe antérieur gauche, densité exagérée de la moelle épinière. Des analyses chimiques firent constater d'une manière non douteuse la présence du mercure à l'état de chlorure, neuf mois après la cessation de son emploi.

XXXVI. — Observation de Fournier (1).

Mme X..., âgée de vingt-huit ans, après quelques mois de mariage, fut affectée, en 1859, d'une roséole spécifique, suivie d'une syphilide papuleuse, puis d'une angine syphilitique ; des douleurs éclatèrent sur plusieurs points, elles revenaient plus fortes la nuit, et la malade était tourmentée d'insomnies.

Le 15 novembre, quand la malade se réveilla, elle était hémiplégique. Impossibilité de fermer l'œil, de souffler, de relever le sourcil ; la bouche est déviée ainsi que la langue ; déglutition très-vive, la malade avalait difficilement, les boissons tombaient dans le larynx et provoquaient des efforts de toux. *La parole était extraordinairement embarrassée, presque inintelligible;* les deux membres du même côté (dans l'original, on ne spécifie pas quel côté) étaient paralysés, mais les mouvements étaient moins complétement abolis dans le membre inférieur que dans le membre supérieur.

Le 23 novembre, sous l'influence de l'iodure de potassium, la parole était notablement plus libre ; la déglutition se faisait mieux, mais les douleurs nocturnes dans les extrémités ne diminuèrent pas d'intensité. Le 10 décembre, amélioration générale de l'état de la malade : la paralysie disparut complétement, les douleurs cessèrent. Parole et déglutition libres. Dans les derniers jours de décembre survint une iritis qui céda à l'usage du protoiodure de mercure. En mai 1860, la malade éprouva de vives douleurs dans les bras et dans les talons, qui cédèrent sous l'influence du traitement (pilules de sublimé). Au mois d'août, son état était excellent.

(1) Ladreit de la Charrière, *Des paralysies syphilitiques*, p. 39, obs. IV.

CINQUIÈME CATÉGORIE.

XXXVII. — Observation de Bayle (1).

M..., dans sa jeunesse, avait contracté plusieurs maladies vénériennes. Il y a trois ans, plus faible qu'à l'ordinaire, il devint sujet à des maux de tête continuels et intolérables, et perdit graduellement la vue. Vers le commencement de mai 1821, pertes subites de connaissance; trois attaques épileptiformes avec perte du sentiment, rigidité générale des membres, surtout des inférieurs. Le 8 juin, pupilles très-dilatées, cécité complète, facultés intellectuelles affaiblies, céphalalgie violente. Une paralysie incomplète très-considérable s'étend à tout l'appareil musculaire, langue tournée à droite, bouche légèrement déviée, *prononciation lente, difficile et bégayée*, impossibilité de se soutenir sur les jambes. Le 15, tremblement dans les membres, surtout dans les inférieurs. Le 21, tremblements suivis de roideur du membre thoracique droit; anxiété, gémissements; il répond avec beaucoup de lenteur; voix très-faible et prononciation extrêmement gênée. Le 23, six attaques de tremblements. Le 24, les accès continuent, aphonie complète. Deux heures après la dernière attaque, perte complète de connaissance, insensibilité générale, respiration stertoreuse. Mort.

Autopsie. — Os du crâne minces et très-fragiles, surtout du côté gauche; la dure-mère adhère au cerveau sur le lobe antérieur et sur la partie antérieure de la concavité de l'hémisphère gauche, d'une manière très-intime. Dans l'endroit des adhérences, quatre tumeurs du volume d'une noix, dures au toucher, dépassent le niveau du cerveau. Les parties correspondantes de la voûte du crâne offrent des enfoncements et des cavités dont la surface est rugueuse. La face interne de la grande aile du sphénoïde présente une couleur grisâtre et des érosions légères. La paroi postérieure du sinus frontal et la lame criblée de l'ethmoïde n'existent pas, de manière que la cavité du crâne

____

(1) Lagneau fils, *Maladies syphilitiques du système nerveux*, p. 588, obs. 77.

communique d'un côté avec celle du sinus, et de l'autre avec les fosses nasales ; il n'existe aucune trace des nerfs olfactifs ; les nerfs optiques ne présentent pas la moitié de leur volume naturel, et sont tellement mous, qu'on les brise en les touchant. Une demi-cuillerée environ de sang fluide est épanchée à la partie postérieure et externe de l'hémisphère gauche. Le lobe antérieur et l'extrémité antérieure de l'hémisphère gauche sont occupés par plusieurs corps adhérents les uns aux autres, irrégulièrement arrondis, allongés, aplatis, etc., d'un blanc tirant sur le gris, d'une densité égale à celle des cartilages ; ils sont entremêlés avec des portions rougeâtres, peu étendues, dans lesquelles on voit des vaisseaux sanguins injectés. Derrière ces dégénérescences (cancéreuses), la partie moyenne de l'hémisphère gauche est ramollie dans toute son épaisseur. La partie antérieure de la face interne de l'hémisphère droit est réduite en bouillie dans l'étendue de trois lignes environ ; l'arachnoïde qui recouvre cette partie est détruite ; l'arachnoïde cérébrale est légèrement épaissie dans toute son étendue. La pie-mère et la substance cérébrale sont injectées.

XXXVIII. — Observation de Huglings Jackson (1).

Syphilis, périostite récente, hémiplégie transitoire du côté droit ; seconde attaque de paralysie plus persistante et accompagnée pendant quelque temps d'*une perte complète de la parole.*

XXXIX. — Observation de Delaunay (2).

B..., trente-sept ans, dit avoir eu un chancre il y a six mois et accuse de vives douleurs dans la tête. Paralysie subite de la moitié droite du corps. Parole difficile, intelligence parfaitement lucide. Au bout de quinze jours, nouvel et brusque accroissement des symptômes ; par moments, la *parole est complétement impossible*, cependant l'intelligence paraît intacte jusqu'à la mort.

Autopsie. — Elle ne fait découvrir aucune lésion des centres nerveux ni de leurs enveloppes.

XL. — Observation du docteur Jani (3).

Une femme âgée de trente-deux ans souffrait de violents maux de tête. Rétinite syphilitique de l'œil droit. Traces manifestes d'infection

(1) *Archives générales de médecine*, 1865, p. 460, obs. XXVIII.
(2) Gros et Lancereaux, *Des affections nerveuses syphilitiques*, p. 173, obs 86.
(3) *Med.-Chirurg. Rundschau*, Jahrg. VIII, Bd. 1, Hft. 2, 1867, p. 101.

sur tout le corps. La date de l'infection ne pouvait être déterminée d'après les antécédents de la malade. Trois mois avant son entrée à l'hôpital, elle avait eu une syphilide maculée et une angine syphilitique, qu'elle traita pendant peu de temps par le sublimé. A l'hôpital on lui prescrit des frictions mercurielles. Les maux de tête avec exacerbations nocturnes ne s'amendent pas; iritis de l'œil gauche au bout de trois jours. Trois jours plus tard, subite hémiplégie complète de la moitié droite du corps sans anesthésie, *parole complétement inintelligible*. L'intelligence est conservée au point qu'à la question « Où souffrez-vous ? » la malade répond par un mouvement de la main gauche vers la tête. A la percussion du crâne, son visage exprime la douleur. Absence totale de congestion vers le cerveau et la face, point de cyanose, pulsations de la carotide insensibles. Respiration et pouls normaux. Point de nausées. Trois jours après l'attaque de l'hémiplégie, mort précédée d'une perte de connaissance totale.

Autopsie. Examen du crâne. — Point d'altération morbide de la lame interne, ni à la voûte, ni à la base du crâne. Adhérences des méninges à la surface externe des hémisphères; la pie-mère, renflée dans ces points d'adhérence, se sépare difficilement de la substance corticale. A la base du cerveau, l'artère basilaire est bouchée par un thrombus compacte et adhérent assez fortement aux parois du vaisseau. L'artère sylvienne gauche présente les mêmes altérations. Absence de produits athéromateux dans les artères du cerveau. Point de traces d'apoplexie de la substance cérébrale. Le ventricule gauche contient un peu plus de sérosité que le ventricule droit.

XLI. — OBSERVATION DE GREPPO (1).

Au commencement de janvier 1849, je fus consulté par M. X..., âgé de trente-cinq à trente-six ans. Depuis trois semaines un chancre induré siége sur la couronne du gland. Pommade mercurielle, liqueur de van Swieten, cautérisations. Vers la fin d'avril, M. X... se plaint d'éprouver dans la région cérébelleuse une douleur assez forte qui s'irradie jusque vers les régions pariétales. Il compare son état avec celui d'un homme ivre. Sa marche est chancelante, l'allure indécise, incertaine; quelquefois un mouvement de recul se manifeste : il est si peu sûr de ses mouvements et de leurs combinaisons que, ayant à traverser un ruisseau, malgré toute son attention, il met le pied au milieu. Membres supérieurs normaux. *La parole est difficile, em-*

1 Lagneau fils, *Maladies syphilitiques du système nerveux*, p. 440, obs. 146.

brouillée, mais la langue ne subit aucune déviation. Saignée, purgatifs, éméto-cathartiques sans soulagement prolongé. Je prescris l'iodure de potassium. Dès le quatrième jour, amélioration sensible. Au bout d'un mois, le malade se croyant guéri, avait cessé le traitement, mais les symptômes reparurent graduellement. On continua l'usage de l'iodure jusqu'à cessation complète des accidents, qui, après environ vingt jours de traitement, disparurent pour ne plus se reproduire.

XLII. — OBSERVATION DE LEYDESDORF (1).

Un capitaine russe, âgé de quarante ans, entre à l'hôpital de Vienne en septembre 1861. L'histoire de sa maladie, envoyée d'Odessa, indiquait que le malade était affecté de syphilis. En 1858, il fut traité pour de violents maux de tête, exostoses des os du crâne et affaiblissement dans l'extrémité gauche. Apoplexie à plusieurs reprises différentes. Il perdit la raison (se croyait empereur, riche, etc.), et devint sujet à des attaques d'épilepsie. A son entrée à l'hôpital, affaiblissement de la mémoire, *embarras de la parole*, langue déviée à gauche, évacuations involontaires. Ulcère de la dimension d'un pois sur les parties génitales. Les attaques d'épilepsie devinrent de plus en plus fréquentes. Pendant l'année de son séjour à l'hôpital de Vienne, il en eut 100 à 150 par jour. Tous les moyens employés étaient sans résultat. En novembre 1862, le malade prend de l'iodure de potassium. Le sixième jour, les attaques épileptiques diminuent ; au bout de cinq mois, la raison lui revient et les accès finissent par disparaître complétement, de sorte qu'en septembre 1863 la guérison était complète. En dix mois, le malade a pris 150 grammes d'iodure de potassium.

XLIII. — OBSERVATION DE GJÖR (2).

Un homme âgé de quarante et un ans entre à l'hôpital le 25 septembre 1865. Cinq ans auparavant, cet homme était affecté d'une syphilis constitutionnelle (accidents secondaires); il y a deux ans, il fit une chute et resta huit jours sans reprendre connaissance; depuis, affaiblissement des facultés intellectuelles. Quatorze jours avant son entrée dans le service, il eut un second accès, suivi de

(1) *Zeitschr. der Gesellsch. der Aerzte in Wien*, XX Jahrg. Bd. II, « *Einige Fälle als Beitrag zur Hirnsyphilis.* »

(2) *Schmidt's Jahrb.* 1859, Bd. 101, p. 303, obs. XVII.

paralysie de la moitié droite du corps et de *perte de la parole*. Sensibilité et température normales. Pouls calme. Flexion des deux avant-bras et des mains. Amélioration sous l'influence de l'iodure de potassium. On prescrivit ensuite : strychnine et pommade au phosphore. Le 16 janvier 1856, accès tétaniques et perte de connaissance, retour de la paralysie. Tous les moyens, même la syphilisation (?), restent sans effet.

XLIV. — Observation de Hildebrandt (1).

M. F. F... entre à l'hôpital le 17 novembre 1857. D'après le rapport du médecin qui a soigné M. F. F..., il était affecté de syphilis non guérie par suite de la négligence qu'il mettait à se traiter. Le médecin diagnostiqua une exostose intra-crânienne. A son entrée à l'hôpital : Paralysie complète, facultés mentales fortement dérangées, idées de grandeur, *parole embarrassée*. F... ne peut nous raconter l'histoire de sa maladie. Tremblements des extrémités inférieures. Point de traces visibles de syphilis. Traitement à l'iodure de potassium. Mort au bout de onze mois, après un grand nombre d'accès épileptiques.

Autopsie. — Épaississement notable des os du crâne, épanchement considérable de liquide dans la poche arachnoïdienne; les méninges sont épaissies et injectées; à la partie supérieure antérieure de l'hémisphère droit, entre les feuillets (?) de l'arachnoïde, existe une tumeur du volume d'un pois, jaunâtre, offrant la dureté du cartilage. La substance du cerveau est fortement injectée, et les ventricules latéraux contiennent beaucoup de sérosité.

XLV. — Observation de Wilks (2).

Une femme, âgée de cinquante ans, souffre pendant deux ans de céphalalgies et de convulsions épileptiformes. Quelques jours avant sa mort, tremblement de tout le corps, suivi de *perte totale de la parole*. L'autopsie démontre : une tumeur de la grosseur d'un pois siégeant entre la dure-mère et l'arachnoïde de l'hémisphère droit du cerveau. Deux tumeurs analogues à la surface du foie. On n'a pas examiné la tumeur au microscope. Comme on ne connaît pas les

(1) *De la syphilis dans ses rapports avec l'aliénation mentale.* Thèse. Strasbourg, 1859, p. 54, obs. XI.

(2) *Schmidt's Jahrb.* 1864. Bd. 133, Heft. 8, p. 182, obs. VII.

antécédents de la malade, la nature syphilitique de la tumeur est
très-douteuse.

XLVI. — Observation de Dupuytren (1).

Une jeune fille âgée de seize ans avait eu une blennorrhée ; au bout
d'un mois elle eut une tumeur au front, suivie de paralysie de la
moitié gauche de la face et d'une *grande difficulté de la parole*. La
langue pouvait librement se mouvoir, et n'était point déviée quand la
malade la sortait hors de la bouche. Au bout de huit jours, paralysie
de la moitié droite de la face. Traitement au sublimé, guérison complète dans quatre mois.

XLVII. — Observation de Gubian (2).

Un teinturier, âgé de vingt-deux ans, entre à la Clinique en 1858.
En 1856, il eut un chancre dont l'induration persiste encore. Le
traitement général prescrit alors ne fut pas continué. A son entrée,
hémiplégie gauche, facultés intellectuelles affaiblies, lentes, *embarras
dans la parole*. Mercure et iodure de potassium. Aggravation des symptômes. Mort.

Autopsie. — Substance cérébrale un peu diminuée de densité dans
la totalité de sa masse ; ramollissement de la substance blanche
à la partie supérieure et antérieure de l'hémisphère droit dans une
étendue de 2 à 3 centimètres.

XLVIII. — Observation de Inmann (3).

Richard P..., trente-deux ans, a eu la vérole il y a deux ans. Hémiplégie gauche. *Perte de la vue et de la parole*. Traitement mercuriel.
Amélioration.

XLIX. — Observation de Inmann (4).

Owen R..., âgé de trente ans, est pris subitement d'hémiplégie droite
complète ; après l'attaque, le malade reste sans connaissance et con-

---

(1) Ch. Bell, *The nervous system of the human Body with Appendix*, etc., 1836,
3me édit., p. 326.

(2) Gros et Lancereaux, *Des affections nerveuses syphilitiques*, p. 211, obs. cxv.

(3) Gros et Lancereaux, *l. c.*, p. 259, obs. cxliii.

(4) Gros et Lancereaux, *l. c.*, p. 259, obs. cxlv.

serve de la *difficulté à articuler les mots*. Trois mois avant l'attaque d'apoplexie R... a eu un large chancre sur le gland. Sous l'influence d'un traitement mercuriel et iodé, la paralysie se modifiait sensiblement, lorsque le malade quitta l'hôpital avant sa guérison complète.

L. — Observation de Peacock (1).

Un syphilitique âgé de trente-quatre ans présente *un embarras de la parole*, avec paralysie de la moitié droite de la face, cécité et exophthalmie. Aggravation des symptômes. Mort. A l'autopsie, on constate : épaississement considérable de la dure-mère et son adhérence à la partie inférieure du lobe antérieur droit et à la scissure de Sylvius en arrière. Ramollissement des nerfs optiques, de la substance grise du lobe moyen droit et de la substance blanche environnante. Au microscope, on constate dans les foyers ramollis des produits inflammatoires.

LI. — Observation de Hassing (2).

Le professeur Hussing (de Copenhague) rapporte un cas d'*altération de la parole* chez un syphilitique âgé de vingt-neuf ans, qui n'avait jamais subi de traitement mercuriel ; en même temps, le malade était affecté de paralysie de la moitié gauche du corps. Guérison après un traitement à l'iodure de potassium et à la décoction de salsepareille.

LII. — Observation de Engelstedt (3).

En novembre 1854 un homme de vingt-deux ans contracte un chancre ; il entre à l'hôpital en janvier 1855 avec une roséole syphilitique, un endurcissement à l'endroit du chancre cicatrisé et une tuméfaction des ganglions. Protoïodine d'hydrargyre. Il quitte l'hôpital au mois de mars et continue l'iodure de potassium ; céphalalgies continuelles. Le 13 mai, hémiplégie subite à gauche, avec *difficulté de la parole*. Le 17 mai, admis de nouveau à l'hôpital, il eut une incontinence d'urine avec aggravation de symptômes de paralysie, congestion cérébrale, chaleur et délire. Saignée générale et sang-

---

(1) *Medical Times* 1856. *Behrend's Syphilidologie*, Bd. 3, Heft. 1. p. 91.

(2) Behrend, *Syphilidologie*, Bd. 3, H. 3, p. 455.

(3) Behrend, *l. c.*, Bd. 2. Heft. 1, p. 85

sucs aux tempes; somnolence, dilatation des pupilles. Mort à la fin
de mai.

Autopsie. — Les os du crâne et la substance cérébrale sont à l'état
normal. Hypérémie légère des méninges, les ventricules contiennent
un peu de sang. Aucune autre altération n'a été constatée.

LIII. — Observation de Bud (1).

Un homme de vingt-sept ans contracte un chancre; il subit un
traitement mercuriel. Cinq ans après, il eut une angine ulcéreuse;
céphalalgie, accès avec perte de connaissance, suivis d'hémiplégie
gauche et *grande difficulté de la parole.* Douze mois plus tard,
engourdissement du bras droit, difficulté de la parole augmentée,
affaiblissement des facultés intellectuelles, réponses lentes, parole
embrouillée, inintelligible. Tubercule sous-cutané au tibia gauche,
périostite au fémur. Iodure de potassium. Amélioration notable au
bout de quelques semaines.

E. Wagner (*das Syphilom*, obs. XIII, *Archiv der Heilkunde*,
1863, p. 173) cite quelques cas d'altération de la parole produite
par des syphilomes des méninges. Le docteur Mir rapporte un cas
observé dans la clinique du professeur Lindwurm : altération de
la parole causée par une tumeur gommeuse du cerveau (lobes
frontaux), suivie de paralysie de la moitié droite du corps (*Aerztl.
Intell.* Bl., München 1864, n° 2 et les suivants; dans *Canstatt's
Jahrb.*, 1864, 4 Bd., page 231, compte rendu du docteur Zeissl).

Il est également fait mention de plusieurs cas d'altération de la
parole produite par la syphilis du cerveau dans les observations
suivantes :

Ladreit de la Charrière, obs. IX, p. 65 (*Des paralysies syphilitiques.* — Thèse); obs. IV, p. 32 (*Ibidem*); obs. I, p. 22
(*Ibidem*).

Delpech (Lagneau fils, *Maladies syphilitiques du système nerveux*, obs. 79).

Sandras (Lagneau fils, *loc. cit.*, obs. 102).

Sanson, *Recherches anatomo-pathologiques sur l'encéphale*, par
Lallemand, à Montpellier, tome III, p. 40, 1834.

(1) « Cases of apoplexy consequent of Syphilis », dans *London Medical Gazette*,
1842, May.

Hieronymus Laubius (*Acad. Ces. Leop. Carol. Naturæ curiosorum Ephemerides*, Centuria 9, obs. 14, p. 16, 1722).

On trouve dans l'ouvrage de MM. Gros et Lancereaux : *Affections nerveuses syphilitiques*, de courtes indications par rapport à l'altération de la parole à la suite d'affection syphilitique du cerveau : Lancereaux (obs. 121, p. 242); Martin Magron (obs. 154, p. 266); Lancereaux (obs. 160, p. 270); Gros (obs. 167, p. 277); Landry (obs. 198, p. 364).

Gailleton cite trois cas de syphilis constitutionnelle, compliqués de symptômes nerveux, avec altération de la parole, dans la *Gazette médicale de Lyon*, octobre 1864 ; Louis Meyer (*Ueber Constitut. Syphil. des Gehirns*, dans *Allgemeine Zeitschr. für Psychiatrie*, 1861, XVIII, p. 287) traite le même sujet, ainsi que Gjör, (voy. obs. 5, 8, 13, 15 et 22 dans *Schmidt's Jahrb.* 1859, Bd. 101, p. 301, 302, 303).

Zimsen fait mention de l'altération de la parole dans le premier cas de ses observations (voy. *Virchow's Archiv*, 1858, Bd. XIII, p. 213, obs. 1. *Ueber Lahmung von Gehirnnerven durch Affect. an der Basis Cerebri*).

Le docteur Crichet, enfin, cite l'observation d'un garçon âgé de neuf ans qui, par suite de syphilis héréditaire, était idiot et complétement privé de la parole. Il pouvait courir, manger, boire librement et n'était pas affecté de paralysie (*Cases of Winty*, etc., dans le *Med. Times*, 9 juin 1860).

Pour faciliter la revue générale de tous les cas d'aphasie que j'ai rapportés, j'ai cru utile de les résumer sous forme de tableau. Ce qui frappe surtout dans ce tableau, c'est l'âge moyen des malades, tiré de 53 observations.

CATÉGORIES.	Âge des malades.	Hommes.	Femmes.	Hémiplégie droite.	Hémiplégie gauche.	Parésie, extrémité supérieure, et anesthésie, extr. infér.	Parésie des extrémités inférieures.	Parésie de l'extrémité supérieure droite.	Parésie de l'extrémité supérieure gauche.	État paralytique des extrémités supérieures et inférieures.	Hémiplégie droite et cécité.	Paralysie faciale double	Ptosis de la paupière droite.	Absence de paralysie.	Perte des facultés intellectuelles.	Morts.	Guérisons.
PREMIÈRE CATÉGORIE. 10 Observations d'aphasie syphilitique tenant en apparence de l'altération des conducteurs des impulsions des mouvements volontaires aux centres coordinateurs indispensables pour l'articulation des mots. . . .	de 25—42	6	4	6	1	»	1	2	»	»	»	»	»	»	»	4	5[1]
DEUXIÈME CATÉGORIE. 14 Observations d'aphasie syphilitique produite par la perte de la mémoire des mots	de 21—60	10	4	3	5	1	1	»	»	1	»	»	»	2	7	4	9
TROISIÈME CATÉGORIE. 4 Observations d'aphasie syphilitique intermittente.	de 39—40	3	1	1	»	»	»	»	1	»	»	»	»	2	»	2	1[2]
QUATRIÈME CATÉGORIE. 8 Observations d'aphasie syphilitique provenant de l'altération des mouvements musculaires, indispensables pour l'articulation des mots. .	de 22—51	5	3	3[3]	2	»	1	»	»	»	»	»	1	»	2	3	5
CINQUIÈME CATÉGORIE. 17 Observations d'aphasie syphilitique où la cause de la perte de la parole ne pouvait être déterminée même approximativement.	de 16—50	14	3	5	6	»	1	»	»	2	1	2	»	1	2	9	7[4]
53 Observations.	Age moyen. 34.5	38	15	18	14	1	4	2	1	3	1	1	1	5	11	22	27

REMARQUES.

1 L'issue de la maladie n'est pas mentionnée dans l'observation de Munke.

2 L'issue de la maladie n'est pas mentionnée dans l'observation de Fischer.

3 Dans l'observation de M. Fournier on n'indique pas quelle moitié du corps était paralysée.

4 L'issue du cas rapporté par Jackson n'est inconnue.

5 Dix observations où l'âge des malades n'est pas indiqué.

D'après les statistiques de Böeck, de Zigmund et autres, on voit que le plus grand nombre de cas de syphilis constitutionnelle, chez l'homme comme chez la femme, est compris entre vingt et trente ans (1), puis entre vingt-cinq et trente ; passé trente ans, le nombre va en décroissant rapidement.

Si l'on déduit des tableaux de Böeck (comme je l'ai fait pour un de mes ouvrages ultérieurs) l'âge le plus sujet aux affections syphilitiques, on verra que c'est de vingt à trente ans que se rapporte la majorité des malades atteints de syphilis dans la période dite condylomateuse, tandis que les tumeurs gommeuses ne se rencontrent que rarement à cet âge. Au contraire, la majorité des malades affectés de tumeurs gommeuses se trouve comprise entre trente et quarante ans. L'âge moyen des syphilitiques atteints d'aphasie par suite d'affection des os du crâne, des méninges et des centres nerveux même, indique d'une manière assez plausible que l'altération de la parole ou sa perte complète, se rapporte à la période dite des formations gommeuses. En effet, il ne se rencontre dans les observations susmentionnées que fort peu de cas (C. Mayer, *Engelstedt*, etc.) d'altération de la parole dans la période dite condylomateuse (2).

(1) Extrait du tableau de Böeck tiré de son ouvrage : *Recherches sur la syphilis, appuyées de tableaux statistiques*.

Âge.	Nombre d'hommes et de femmes atteints de syphilis constitutionnelle.			
10 — 15	57	hommes.	102	femmes.
15 — 20	107	—	257	—
20 — 25	430	—	465	—
25 — 30	361	—	261	—
30 — 35	176	—	176	—
35 — 40	98	—	112	—

(2 Il serait fort erroné d'affirmer, comme le font certains observateurs, que tous les symptômes nerveux dans le courant de la syphilis se rencontrent surtout dans les cas d'affection constitutionnelle, dans la période des formations gommeuses. Cette opinion est fausse ; les symptômes nerveux sous forme de rhumatisme, de prosopalgie (névralgie faciale), paralysie du nerf facial (par suite de compression extra-crânienne des ganglions lymphatiques, de la glande parotide, etc.), d'affections du nerf oculo-moteur, d'hémiplégies passagères, paralysies passagères, se rencontrent plus fréquemment au commencement des accidents secondaires, et pour ainsi dire au plus fort de la période condylomateuse.

Si ce résultat des recherches sur l'âge moyen des malades atteints d'altération de la parole venait à être confirmé par des observations ultérieures et plus précises, il acquerrait une grande valeur dans la pratique.

Dans les affections cérébrales, on sait que plusieurs observateurs, tels que Read par exemple, attachent une grande importance à l'âge du malade pour établir le diagnostic différentiel. Ces observateurs prétendent que lorsque le malade est âgé de quarante ans, il y a lieu d'admettre une apoplexie, un thrombus des vaisseaux du cerveau, etc. Si, au contraire, le malade n'est âgé que de trente ans, on pourrait supposer plutôt une origine syphilitique à l'affection cérébrale. Le résultat que nous avons obtenu en examinant notre tableau rend une conclusion semblable plus que douteuse.

Notre tableau nous montre encore que le nombre des hommes atteints d'aphasie syphilitique surpasse presque du double celui des femmes. Presque tous les auteurs qui se sont occupés de la syphilis du système nerveux ont constaté le nombre, relativement minime, des femmes atteintes de névralgies, de paralysies, etc., par suite d'affections syphilitiques du cerveau, des méninges et du crâne. Selon nous, ce fait ne doit pas être attribué, comme on le croyait autrefois, à ce que les femmes sont moins sujettes à la syphilis que les hommes. Les données positives que nous offre Böeck prouvent le contraire (1). Je serais plutôt d'avis d'admettre que cette différence est due à ce que les hommes exposent généralement leur tête à l'influence de diverses causes traumatiques plus souvent que les femmes. Nous observons une relation exactement opposée quant aux affections syphilitiques du foie. Les femmes atteintes de périhépatite syphilitique, d'hépatite interstitielle et à forme gommeuse, se rencontrent en bien plus grand nombre que les hommes. La raison en est la même : le foie, chez les femmes, est bien plus souvent exposé aux lésions mécaniques, soit par l'usage du corset, soit par des ceintures trop serrées, etc. Notre tableau nous montre, en outre, que l'hémiplégie droite — cette compagne fidèle de l'aphasie, selon M. Broca et ses disciples — n'a été observée que dans un

____

(1) Le nombre des malades atteints de syphilis constitutionnelle à Christiania durant une période de trente ans était de 1640 pour les hommes, et de 1924 pour les femmes.

tiers des cas rapportés. Tandis que l'hémiplégie gauche — fait si rare, selon la même école — n'a été observée que 15 fois sur 53. Les cas vraiment rares, dans le total des observations, sont ceux de l'altération de la parole avec absence complète de symptômes paralytiques (5 sur 53). La perte des facultés intellectuelles, dans les cas d'aphasie, comme le prouve notre résumé, a été observée assez souvent (11 fois sur 53). De plus, il est indispensable de remarquer que chez les malades de la première catégorie, où l'aphasie ne dépendait pas, selon toute probabilité, de la perte de la mémoire des mots, et n'était pas accompagnée d'amnésie, il ne se manifeste, durant tout le cours de la maladie, aucun symptôme d'aliénation mentale.

La seconde catégorie, celle où l'aphasie doit être attribuée selon toute probabilité à la perte de la mémoire des mots, nous présente sur quatorze cas huit malades avec une altération plus ou moins prononcée des facultés mentales. Ainsi, dans plus de la moitié des cas observés, l'altération des facultés mentales est précédée ou bien suivie d'amnémonomie. Un résultat semblable nous donne des indications très-importantes pour le pronostic des différentes formes d'aphasie syphilitique.

Le lecteur pourra juger par lui-même le degré de confiance que l'on peut accorder à toutes les déductions que présente notre tableau en parcourant les remarques que j'ai annexées à quelques-uns des cas rapportés.

Si toutes les observations que j'ai recueillies offraient une exposition complète des symptômes et des modes d'investigation, nous pourrions, vu le nombre des cas rapportés, avoir un exposé détaillé et complet de toutes les formes d'aphasie qui peuvent accompagner la syphilis cérébrale. Rien de semblable ne peut être réalisé aujourd'hui. D'un côté, nous ne possédons pas encore assez de données positives sur la physiologie du mécanisme de la parole. Les observations pathologiques exactes et précises nous manquent d'un autre côté. Au point de vue des données que nous possédons, notre but est d'indiquer seulement les conclusions importantes que l'on pourrait tirer d'un travail plus approfondi sur ce sujet. La nécessité de recherches semblables, même au point de vue pratique, est incontestablement prouvée, même par le petit résumé que je présente au lecteur.

Un malade, par exemple, perd la mémoire des mots et devient aphasique à la suite d'une arachnite papuleuse syphilitique. Un autre perd la faculté de parler parce que la transmission des incitations volontaires aux centres coordinateurs est suspendue, interruption due à un ramollissement considérable de la substance blanche du cerveau, produit par la syphilis. Un troisième enfin ne peut pas articuler les sons, une tumeur gommeuse s'est développée dans la proximité des corps olivaires, etc.

Le pronostic et le traitement varieront considérablement dans ces trois cas. Dans le premier, on pourra espérer un prompt rétablissement, même lorsque la perte de la parole serait accompagnée d'une paralysie notable, ou bien même suivie d'aliénation mentale; un traitement mercuriel énergique viendra promptement à bout d'un état en apparence fort grave.

Dans le second cas, le pronostic sera beaucoup moins favorable; le traitement mercuriel ou iodé sera prolongé, quoique le malade conserve ses facultés intellectuelles et que l'aphasie ne soit pas accompagnée de paralysie.

Enfin, dans le troisième cas, la guérison sera douteuse. En admettant même l'issue la plus heureuse, le malade sera sujet à de fréquentes récidives et condamné à l'iode à perpétuité.

En exposant mes observations, ainsi que celles de beaucoup d'auteurs sur le même sujet, j'ai voulu attirer l'attention des observateurs sur ces formes rares dues aux affections syphilitiques du cerveau et présenter à mes confrères un premier chapitre à l'étude de l'aphasie syphilitique.

FIN.

NOUVELLES PUBLICATIONS CHEZ LE MÊME ÉDITEUR

Traité de pathologie interne, par le docteur JACCOUD, professeur agrégé à la Faculté de médecine de Paris, médecin des hôpitaux, etc., ouvrage accompagné de figures et planches en chromolithographie. L'ouvrage sera complet en 2 forts vol. in-8. Prix du tome Ier, 1 vol. de 800 pages. . . . . **12 fr.**

Leçons de clinique médicale, faites à l'hôpital de la Charité par le docteur JACCOUD, 2e édition ; ouvrage accompagné de 29 figures noires et 11 planches en chromolithographie. 1 fort vol. in-8 de 880 pages, avec un joli cartonnage en toile. . . . . **16 fr.**

Manuel de pathologie et de clinique chirurgicales, par le docteur FORT, ancien interne des hôpitaux, professeur libre d'anatomie, avec la collaboration de MM. les docteurs Georges CAMUSET et Émile MESNARD. 1 vol. in-12 de 950 pages, avec 135 figures intercalées dans le texte. Prix. **12 fr.**
    Avec joli cartonnage en toile. . . . . **13 fr.**

Traité élémentaire de chirurgie, par le docteur FANO, professeur agrégé à la Faculté de médecine de Paris, ouvrage accompagné d'un grand nombre de figures intercalées dans le texte. L'ouvrage sera complet en 2 forts volumes in-8. Prix du tome Ier, 1 vol. de 1000 pages. . . . . **13 fr.**

Traité du diagnostic des maladies chirurgicales, par Em. FOUCHER, professeur agrégé à la Faculté de médecine de Paris, chirurgien de l'hôpital Saint-Antoine, etc., avec Appendice et Traité des tumeurs, par A. DESPRÉS, professeur agrégé à la Faculté de médecine de Paris, chirurgien des hôpitaux, etc. 1 vol. in-8 de 1162 pages et 57 figures intercalées dans le texte, avec un joli cartonnage en toile. . . . . **18 fr.**

Leçons cliniques sur les maladies des vieillards et les maladies chroniques, par le docteur CHARCOT, professeur agrégé à la Faculté de médecine de Paris, médecin de l'hospice de la Salpêtrière ; recueillies et publiées par les docteurs BALL et BOURCHALT, revues par le professeur. Cet ouvrage se publie par fascicules, avec figures dans le texte et planches en chromolithographie ; les huit premiers fascicules sont en vente. Prix. . . . . **9 fr.**

Leçons cliniques sur les maladies chirurgicales des enfants, par le docteur GIRALDÈS, professeur agrégé à la Faculté de médecine de Paris, chirurgien de l'hôpital des Enfants malades, etc., recueillies et publiées par MM. BOURNEVILLE et BOURGEOIS, revues par le professeur. Ouvrage accompagné de nombreuses figures dans le texte. 1 fort vol. in-8, cart. en toile. . . . . **14 fr.**

Traité de l'immobilisation directe des fragments osseux dans les fractures, par le docteur Bérenger Féraud, médecin principal de la marine impériale, etc. 1 vol. in-8 de 758 pages, avec 102 figures dans le texte. . . . . **10 fr.**

PARIS. — IMPRIMERIE DE E. MARTINET, RUE MIGNON, 2.